北京市优秀人才培养资助项目

舞动治疗
舞蹈与心灵的对话

赵 妍 主 编
彭紫焱 副主编

知识产权出版社
全国百佳图书出版单位

图书在版编目（CIP）数据

舞动治疗：舞蹈与心灵的对话 / 赵妍主编 .—北京：知识产权出版社，2018.12（2020.7 重印）

ISBN 978-7-5130-5921-3

Ⅰ .①舞… Ⅱ .①赵… Ⅲ .①运动疗法 Ⅳ .① R455

中国版本图书馆 CIP 数据核字 (2018) 第 238830 号

责任编辑：赵　军　　　　　　责任校对：潘凤越
封面设计：邓媛媛　　　　　　责任印制：孙婷婷

舞动治疗——舞蹈与心灵的对话

赵妍　主编　　彭紫焱　副主编

出版发行：	知识产权出版社有限责任公司	网　　址：	http://www.ipph.cn
社　　址：	北京市海淀区气象路 50 号院	邮　　编：	100081
发行电话：	010-82000860 转 8101/8102	发行传真：	010-82000893/82005070/82000270
责编电话：	010-82000860 转 8127	责编邮箱：	zhaojun@cnipr.com
印　　刷：	北京九州迅驰传媒文化有限公司	经　　销：	网上书店、新华书店及相关专业书店
开　　本：	720mm×1000mm　1/16	印　　张：	13
版　　次：	2018 年 12 月第 1 版	印　　次：	2020 年 7 月第 3 次印刷
字　　数：	227 千字	定　　价：	58.00 元

ISBN　978-7-5130-5921-3

目 录

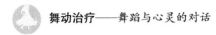

第一章 舞动治疗绪论

舞蹈不仅仅是人类灵魂的自我表达的工具，更是一个奠定自由、和谐、自然的完整生命体系的基石。❶

舞蹈是最为古老的疗愈手段之一。早在原始社会，人作为社会性的生物，以群体的生活方式出现，在集体进行生产生活的过程中，人类便会通过舞蹈进行沟通交流，表达情绪，呈现对关系、对自然及宇宙的态度和精神。也会通过舞蹈动作将剩余的精力有节奏地发泄，那时的人类便会凭借内在的直觉去调整身体中的能量状况，聆听来自于身体内部的声音和信息，用舞动身体的方式，释放那些不和谐的能量，回到身体系统平衡的状态。而舞蹈中的共同节奏以及仪式性动作等都呈现了原始文化背景下的社会组织的力量，无论是祭祀求雨的舞蹈、加强战斗力的集体舞蹈，还是生殖求偶的舞蹈，一旦舞蹈的目的得以达成，跳舞就成为人类认可自身力量和存在意义的方式。对于原始人而言，发现舞蹈的神奇作用几乎是与他们开始跳舞同时发生的，在一次次包括舞蹈活动的仪式里，人们不断发现并印证自身和集体的力量。

那时的舞蹈就是自然而然的身体活动，它打破了肉体和精神的界限，使肉体摆脱一切外在带来的恐惧、束缚和伤痛，产生快感与欢乐。舞蹈有重要的交流作用，而身体则是交流的工具，当人们手牵手一起跳舞时，舞蹈便成了一条纽带将彼此连接在一起。在原始生活中，生育、祭祀、播种、收割、战争、婚丧、疾病治疗等重要事件都离不开舞蹈。

人类文明在不断发展的过程中，人们的创造性在很长时间被压抑着，直到文艺复兴后，人们开始尝试突破束缚和枷锁，在这样的背景下现代舞应运而生，它强调打破限制，追求自由和解放，尊重身体的创造性和自发性。

从现代舞发展史上看，邓肯是现代舞的"先驱者"，并被称为"现代舞之

---

❶ Leventhal，M.B. Transformation and Healing Trough Dance Therapy：The Challenge and Imperative of Holding the Vision［R］.2008:6.

母"，她认为舞者需要获得一种肉体和精神的自由，然后按照自己喜欢的方式去跳舞。她的思想对后期舞动治疗的发展产生了非常重要的影响。

在美国，露丝·圣·丹尼斯（1879—1968）和泰德·肖恩（1891—1972）夫妇建立的丹妮丝—肖恩舞蹈学校是在美国最早用身体动作来训练心智的学校，这里成了美国现代舞的摇篮，培养了玛莎·葛兰姆，多丽丝·韩芙丽等现代舞大师。丹妮丝肖恩舞团的舞蹈风格，追求自由、自然、松弛动作的回归。与此同时德国的玛丽·魏格曼，一位非常有影响力的艺术家，开创了一种更直接真实的舞蹈方式，她强调了动作的表达性和即兴创造的元素。魏格曼的技术为个人在动作中探索自身情感奠定了坚实的基础。这些理念深深影响了舞动治疗的先驱们。

第一节　舞动治疗的先驱

玛丽安·切斯（Marian Chace 1896—1970）作为美国舞动治疗的奠基人，她被称为"舞动治疗之母"，也是美国舞动治疗协会的第一任主席。切斯在舞动治疗领域的影响是巨大的，目前很多舞动治疗师早期都跟随切斯学习并传授发扬她的方法。

她的职业生涯开始于一名舞者、演员以及编舞家。早期她在丹妮丝肖恩舞蹈学校学习舞蹈并参与表演，1930 年，切斯在华盛顿开创了自己的工作室，开始教授创造性舞蹈、现代舞、即兴创作等课程。切斯很好奇为什么有那么多并不想成为专业舞者的学生来到她的课堂，她观察每一个人是如何动作的，后来她开始逐渐的关注到每一个个体在动作表达时真正的需要。在课程中，切斯使用即兴和创造性的舞蹈动作方式来强调个体的情绪表达。上完她的课之后，很多人感觉到情绪和生理上获得了很大的疏解，同时在人际关系上也得到了很大的改善。

她的工作被越来越多的精神科领域的专家熟知。1942 年，切斯被邀请到圣伊丽莎白医院，这里有大量在二战中受到创伤的士兵，他们需要多元化的援助，医院希望通过舞蹈互动为病人们提供另一种辅助医疗的方式。舞动治疗在初期时并没有被清晰的命名，但切斯早期的工作促进了舞动治疗这个领域的建立，并让更多的人熟知这个新兴的心理治疗干预的手段。

切斯在 1970 年去世。她不仅开启了以舞蹈作为沟通和接触的艺术治疗方式，同时她还留给我们一整套独特、连贯、全面的团体心理治疗系统，并将语言和非语言方法创造性结合在一起。玛丽安·切斯（Marian Chace）女士作为第一位舞动治疗师。她发展出来的一些理论与个人观点，对后来的舞动治疗工作者有很大的帮助。例如，切斯发展出来的镜像技法（Mirroring）、运用肢体动作建立关系、舞动即沟通的理念和方法等，如今还普遍被舞动治疗师所使用。

楚迪·舒（Trudi Schoop，1903 — 1999）是几乎同时和玛丽安·切斯一起发展舞动治疗的先驱，作为美国西海岸的代表之一，她也开始使用身体为媒介，从身体动作和心灵的互动，帮助人们了解自我。她创作了大量的舞蹈作品，并被誉为带来"人性的信息"的舞蹈家。1947 年后，她主要开始关注精神分裂症的病患。她主张通过舞动的方式帮助个人以一种和谐的方式去体验内心的情感冲突，借此让我们和当下的现实连接，然后超越日常生活与其他的人和生命体，过去、现在和将来建立浑然一体的联系。

楚迪·舒与医院病人们工作时慢慢意识到病人的身体与精神是分裂的。"她敏锐地并仔细地去观察病人们呈现出来的扭曲、收缩并且受限制的身体，她意识到如果她可以去改变个体身体，那就可以相应地使病人们的内心状态发生改变。"❶

"……重建病人们的身体，让这样的重建可以再次打开他们积极有效的运作模式，可以让他们更正常，使他们的内心状态有一定的积极影响和补救。这虽然很具有挑战，但是我必须要试，我也想要去尝试……"❷她使用各种方法去增加人们对身体的意识并扩大他们动作的范围。实现了内在情感体验和外在动作的有机连接，并呈现了身体、想象力以及情感等元素，这些都是交织在一起无法分割的。

Chodorow 总结了楚迪·舒的目标：

（1）识别每一个人身体动作具体的特殊性，看见每一个未被使用的以及被滥用的身体部位，并在功能性的模式上指导其动作。

（2）在现实和幻想之中建立身体和情感统一的交互作用的关系。

（3）使其感知并有建设性地处理内在情感和外在客观世界的冲突。

（4）使用动作的各个可能性增加个体的独特能力，以帮助人们更好地适应环境，以及更充分地体验自己作为一个完整的人的存在。❸

---

❶ Chodorow J. Dance therapy & depth psychology［M］. Routledge, 1991:35.

❷ Schoop, T.Won't you join the dance?P alo Alto［M］. National Press Books,1974:45.

❸ Chodorow J. Dance therapy & depth psychology［M］. Routledge, 1991:39.

楚迪·舒于 1999 年 7 月 14 日去世，享龄 95 岁。楚迪·舒热情投入、借助于创造性的探索和天性的好玩，她与幻想和身体觉察工作，以引出表达性的动作和变化的体态，为病人带去了沟通和表达的新的通道。

玛丽·怀特豪斯（Mary Whitehouse，1911—1979）是美国西岸一位重要的舞动治疗师，她的学说深深影响着当代许多舞动治疗大师。20 世纪 50 年代，怀特豪斯在美国西岸工作，她毕业于德国玛丽·魏格曼舞蹈学校，在那儿接受现代即兴与动作创造课程。主要进行一对一的工作，也进行团体辅导，对象是一些功能良好的人士，她将这些参与者视为高功能人群。她觉得舞动治疗的早期先锋因为工作对象及场所的不同，带领风格也截然不同。她在自己的舞蹈教室和学生们一起工作，她认为和学生们工作，更应该重视潜意识素材，相反，对于住院病人，他们的自我结构比较脆弱，则需要以更结构化的方式来表达动作，从而给予他们精神上的支持。不管哪类人群，治疗师的能力都至关重要，但一般而言，学生们比起住院病人，可以少一些指导给他们机会去增加心理探索。

怀特豪斯深受魏格曼和荣格的影响，她将舞蹈与荣格部分的理论结合，发展出另一形态的舞动治疗法，关注舞蹈中的象征意义，将积极想象的理念整合到舞动治疗的真实运动中并发扬光大，被称之为"真实动作"。怀特豪斯不在医院和病人工作，她专门和功能良好的人工作，她认为舞蹈是自我表达、沟通和获得启示的途径，而舞蹈的疗愈作用是不受自我意识的拘束，并且可以深层次探索自我的途径。同样地，她认为个体自发的动作表达是无法复制。她以本身的舞蹈和动作经验，结合了荣格分析理论创造了深层洞察人格的方式。

怀特豪斯于 1979 年 4 月去世，她发展出的真实动作技术，既可以用于自我探索和成长，也可以用于非精神性疾病的治疗；既是一种重要的舞动治疗的方法，也是在近几十年的发展中逐渐成为一个独立的学科。

第二节　舞动治疗的概念与原理

一、舞动治疗的概念

舞动治疗（Dance/Movement Therapy DMT）是一个多样化、复杂的并且鲜为人知的领域。"美国舞动治疗协会，成立于 1966 年，正式确立了舞动治疗作为心理治疗的方法"❶。并于1972年，协会将舞动治疗定义为"将动作用于心理治疗，并促进个体情绪和生理等整合的过程"❷。在李微笑编著的《舞动治疗的缘起》中她整理了一份关于舞动治疗在经历几十年发展以后各国逐渐形成的通用定义表格。

行业协会	定义
美国舞动治疗协会	舞动治疗是在心理治疗中使用动作，以促进个体情绪、社会、认知和生理整合。舞动治疗聚焦于治疗关系中呈现出的动作行为（ADTA，2013）
德国舞动治疗协会	舞动治疗是一种创造性的和以身体为导向的心理治疗。它将动作与舞蹈用于心理治疗，个体可以创造性地投入一个旅程，以促进其情感、认知、生理和社会性的整合（BTD，2013）
英国舞动治疗协会	舞动治疗是通过治疗性地运用动作和舞蹈，使人们创造性地参与治疗过程，以促进他们情绪、认知、身体和社会性的整合（ADMT　UK，2013）

以上的定义都强调了动作、创造性和整合。

动作是舞动治疗中最根本的基石，用以建立关系、分析干预等。动作不仅仅是通用的语言，同样也是每个个体独特的代码。舞动治疗中以动作为媒介，可以突破言语局限或防御，帮助来访者更深刻真实地表达和看见自己。许多创伤发生在前语言期的来访者，其内在表达几乎无法语言化，这种现象必然带来咨询的困难，与此同时，言语的表达是一个理性加工和呈现过程，它可以用来沟通也可以用来防御，而以动作为媒介的"舞动治疗则为系统地研究了解人类行为和情感等发展提供了另一个可选择的方法"❸，但是这并不代表舞动治疗就不需要语言，语言在过程中也起着很重要的作用，比如它可以帮助来访者确立基本目标、澄清舞蹈动作之后的感受、反映和描述动作历程等；帮助舞动治疗师发出指导语、核对检验所观察到的动作过程以及反馈等。

创造性是舞动治疗显著的特点，在过程中动作的干预方式并不拘泥于某一种方式，只要有利于来访者成长，与绘画、音乐、诗歌、戏剧等都可多元化结合。空间里任何的物体和道具都有可能根据当下的状态而被使用，比如，靠垫可能会被用来彼此传递以建立连接，一根羽毛可能会通过象征的方式来代表自

❶ Chodorow J. Dance therapy & depth psychology［M］. Routledge, 1991:18.

❷ Fran J. Levy. Dance movement therapy：A healing art［J］. The Am in Psychotherapy,1988:15.

❸ S.Sandel, S.Chaiklin, &A, Lohn,（Eds）. Foundations of Dance/Movement Therapy：The Life of Marian Chace［J］. Arts in Psychotherapy,2014:703.

认为微不足道的来访者，窗帘可能会被来访者用来隐藏自己以缓解焦虑等，这一切的运用是如此的丰富和多样，而舞动治疗师也无法时刻预测到道具会在怎样的情况下被使用，这样的未知也让舞动治疗师报以好奇和开放之心，随时随地地去创造各种使用和干预的可能性。而它的创造性也通过来访者新的动作、新的身体表达形式直接呈现出来，来访者在自身原有的资源之上发展更多的可能性，看见自己的存在和价值。

整合是舞动治疗的目标，整合是建立在"人"这个整体存在的概念之上的，人实质上是情绪、认知、行为、身体及社会性的集合体，而非分裂状态，然而在现代社会很多个体将这些元素分裂开，比如，过分理智化而压抑情感，忽略身体真正的需求。分裂则会导致各种适应性和情绪问题等。最初舞动治疗就是"基于假设心理和身体不断交互影响之上的"❶，现在更是强调了身心灵的统一，创造更多的可能性以更好地适应社会。

二、舞动治疗的原理

早期的舞动治疗师均为舞蹈家，他们沿袭创造性舞蹈的精神，特别是在现代舞注重以舞蹈表达情感和内在自我的影响下，在舞蹈实践中孕育和发展了舞动治疗的萌芽。精神分析学家弗洛伊德、荣格和阿德勒，人本主义学家罗杰斯等的理论丰富了舞动治疗的理论，使之逐渐作为一种心理疗法在心理治疗和咨询领域占有一席之地。身心关系的研究，使人们越来越认可这种以动作作为治疗媒介的方法在身心整合、情绪表达上的独特作用。在舞动治疗的发展过程中，舞动治疗的先辈及学者们提出各种理论假定，英国的舞动治疗师 Meekums（1999）❷ 整理提出了一些关键的原理。

（1）身心存在着交互作用，因此动作上的改变会影响整体机能（Berrol，1992；Stanton-Jone，1992）。

（2）动作能够反映人格（North，1972；Stanton-Jone，1992）。

（3）治疗关系至少在某种程度上受到非言语行为的调节，比如通过治疗师镜像来访者的动作进行调节（Chaiklin and Schmais，1979；Stanton-Jone，1992）。

❶ Schoop，T.Won't you join the dance?P alo Alto ［M］. National Press Books,1974:44.

❷ Meekums ,B. Dance Movement Therapy ［M］.Sage Publications,1974.

（4）动作具有象征功能，因此可以表达潜意识过程的迹象（Schmais，1985；Stanton-Jone，1992）。

（5）即兴动作允许来访者试验新的存在（Stanton-Jone，1992）。

（6）舞动治疗考虑到了早期的客体关系的重演，在很大程度上依靠非言语的方式进行调节（Meekums，1990；Trevarthen，2001）。

"舞动治疗认为动作和情绪相互联系并影响着，动作和舞蹈让人们内心世界得以具象化呈现并且是可触摸的，个人独特的动作是每个人内心世界的象征，在动作互动中关系模式也变得清晰可见。"❶ 而身体动作层面的变化也会影响内在的情感和体验。在身体、心理和灵魂中，人格的部分是恒定且不断连接互动的，这三种形态中，任一形态的变化都会影响另一形态的体验和知觉 ❷。

同时，动作也能够反映集体无意识以及个人独特的发展历史，通过身体动作发现找到自己的主题、模式、创伤及阻碍。动作不只是外在的无意义的行动，也不附属于心智，它记载着个体生命的全部经历和痕迹。美国著名的精神免疫学科学家甘蒂丝·柏特提供了一个科学上的研究突破，她发现那些包含情绪的分子分布在人体全身，而不只是存储在头脑里。恐惧、悲伤、焦虑、紧张、愤怒、喜悦、兴奋等无论是负面的情绪，还是正向的情感，存储库就是人类的身体，身体和动作亦会激发个体内在的情绪。同时身体也是具有记忆的，精神分析学家威廉·赖奇（Reich）认为，身体能显示出童年创伤的痕迹，人的身体经验可以看出心理的发展过程。舞动治疗中"来访者的动作不仅仅在诉说着当下的发生，同时也诉说着过往生命中的故事，过往经验在身体中留存的记忆会时刻影响着当下的动作表达"❸。

来访者的心理问题会深藏在身体中，形成既有的动作模式，这些模式是其心理问题的外化表现。为此，通过观察来访者的动作，可以评估来访者的心理状态，在此基础上，训练其身体，使其通过身体和动作觉察内在，将这些内在与过往经历相连接，体验并表达它们，并自然地发展出新的动作模式，这意味着来访者的内在也经历了呈现、建构和重组的过程。

在舞动治疗中治疗师和来访者的关系有很大一部分受非语言行为的调节，

---

❶ Helen Payne. Dance movement therapy: theory and practice［M］. Location London,1992:18.

❷ Leventhal,M.B. Eight theoretical principles；particularly as they relate to non-verbal communication and expressive movement［R］，2013.

❸ Helen Payne. Dance movement therapy: theory and practice［M］. Location London,1992:18.

通过非语言同步等方式，治疗师表达对来访者的共情。在舞动治疗过程中，治疗师"反映"和"反应"来访者的动作，通过同理、观察和动作支持，与来访者互动，建立关系。舞动治疗先驱切斯也提出了用动作建立关系。

动作有象征的功能即动作隐喻，是舞动治疗师用以调节舞动治疗这一创造性过程的基本工具。在舞动治疗中，动作隐喻存在于来访者与治疗师之间的潜在空间里，Bonnie Meekums（1999）总结了一些特点。"隐喻即承载了许多层次的复杂含义，也对这些含义进行了转化，因此它是治疗中进行探索的理想媒介。"透过动作隐喻的特点，我们可以看到舞动治疗工作的方式和特征。舞动治疗先驱切斯认为，一些问题可以在纯象征层面就可以得到解决，并不一定非要进行诠释和分析，通过动作，舞动治疗可以帮助来访者接纳、表达攻击驱力，降低和克服自卑感，发现和培养社会情感。

第三节　舞动治疗的心理学基础

一、舞动治疗的咨询心理学基础

心理咨询的目标在于找到真实内在，并寻找和发展个体内在资源以提高其适应性和增加选择性。其中也包括了"让个人内在真实的感受和牺牲个人完整性的外在的社会规范达成和解"[1]。舞动治疗最根本的目标，亦是帮助当事人回归自己、成为自己。生命发展的根本动力就是成为自然本来赋予他的如其所是的存在状态（Being Mode）。

神奇的是，人所拥有的体验各种情感的能力，如匮乏、怨恨、内疚、恐惧、愤怒、悲伤、嫉妒、欲望、勇气、乐观、轻松、平和、爱、喜悦等，会随时提醒人所做的选择是否是和谐的，有助于人发展的。而人类意识、自由意志、情感体验，这些资源都是人类宝贵的财产，当我们认识到每一样资源的功能，相互之间的联系，可以合理驾驭和搭配这些资源时，人就活出了他本来的完整，与大自然进入到和谐共舞的存在状态。物质财富、精神财富在资源的有效运用下被自然而然地创造出来，人类不会匮乏。但当这些资源的使用在人的内在发生混乱时，一旦人类无法驾驭，不和谐的问题就会产生。有些人因为看

---

[1] Watts，A. Psychotherapy East and West［M］. World of Books Ltd, 1973:60.

不到自身的资源，总感觉到匮乏，于是到外面的世界去寻找所要的资源，向别人去索取资源，得不到满足时，就会使用攻击或逃避等方式；有些人不会使用和驾驭自身的资源，而被无意识和情绪所掌控，成为情绪的"奴隶"；还有些人在使用资源时，意识和无意识总是会发生冲突，把自己折磨得痛苦不堪；有些人的资源甚至被割成一块块的碎片，自己进入其中的某些碎片中生活，把碎片当成了整体。当人看不见自己，不认识自己，不懂得如何去驾驭自己时，症状和问题就会发生。有可能是身体疾病，有可能是心理疾患、有可能是关系冲突和伤害……

人不是问题，问题是人不了解自己，无意识于自己的存在。

而在过往岁月里，诞生了众多的心理学家，他们为研究和探索人类情感行为等创造了多样的理论和可能性，这些都帮助人们去了解自己，看见和接纳自己的存在，找到自身资源，朝着活出完整性和更多和谐可能性的方向发展。

舞动治疗的发展深受一些心理学家及其理论的影响，比如弗洛伊德（Freud）、阿德勒（Adler）、荣格（Jung）、温尼科特（Winnicott）、罗杰斯（Rogers）等的理论都促进了舞动治疗的发展，"赖希（Reich）、沙利文（Sullivan）和荣格（Jung）的理论对舞动治疗的发展有着特别的贡献，他们的理论是舞动治疗早期发展的根本原则"❶。20世纪30年代，精神分析被广泛接受，当精神分析师鼓励通过语言表达潜意识时，舞动治疗先驱们则强调了用身体作为类似表达的载体。当然一些精神分析师也注意到了身体和动作与个体内在的紧密联结。本节将简述对舞动治疗早期发展影响深刻的理论，希望起到抛砖引玉的作用。

弗洛伊德在早期就提到过"自我"，而这个"自我最初和最深刻的其实是身体自我"❷。"弗洛伊德虽然没有强调非语言的表达是一种表达方式，但是他的确认识到了身体和情感之间的联系，以及精神分析思想和非言语的关系：'一个有眼睛和耳朵能看和听的人会相信没有凡人能够保守秘密。如果嘴巴是沉默的，但是他的手指会不停地颤动。背叛从他的每一个毛孔里渗出来。所以要让那些大脑里隐含着的体会变得有意识其实是一件很容易的任务'。"❸

---

❶ Schmais，C. Dance therapy in perspective.Dance therapy：Focus on dance VII［M］.ed.K.Mason，1974:9.

❷ Freud，S. The Ego and the Id［J］. American Journal of Psychiatry,1923.

❸ Levy,F.J. Dance /Movement therapy:A healing art.Reston,Virgin［J］.The American Alliance for Health,Physical Education ,Recreation and Dance.

赖希在他离开并创立自己的流派前曾经是弗洛伊德最看重的门生。但他逐渐认为，所有的精神问题都只是身体内某个东西的扭曲表达与投射，他称之为"人格盔甲"。他认为，比起谈论那些心理病征以求揭露并解决问题，更直接有效的方法是增强个体对其身体的觉知。

为了帮助患者排除阻抗行为，赖希倡导了一种新技术，称作"性格分析"。在性格分析过程中，赖希通常的做法是诱发患者强烈的情绪，并鼓励这种情绪表达。由于情绪得到释放，使患者的态度和心理发生变化。所以，赖希确信，与精神性性格防御相伴随的是躯体性肌肉防御。赖希发现了肌肉控制模型与具体性格特征之间的关系。与弗洛伊德不同，前者避免任何与病人的直接接触，而赖希认为，应该在手头的工作中帮助对方放松肌肉阻抗，这种阻抗覆盖着深层的情绪。比如他会对身体上检测出紧张控制与痉挛的某一部位施加压力，如下巴、脖子、后背或眼睛等部位。通常这种压力不仅作用于身体，更会引起情绪上的宣泄，包括各种形式的狂怒、恐惧，或悲伤。通过将这些深层情绪带到意识层面，这在谈话治疗中是很难达到。压抑的情感会被储存在身体里，形成慢性肌肉紧张，而且他也相信宣泄释放的价值。

这些理论深深地影响了舞动治疗最初的理论建立。切斯和赖希的临床工作在时间上是平行进行的，切斯在医院工作中也深深体会到病人们僵化的身体肌肉背后深藏着个体紧张的感受和情感。治疗师要识别这些僵硬和阻塞，并在身体动作上进行干预，"通过舞动，患者获得了肢体和骨架的可动性。通过识别身体各个部分、呼吸模式以及阻碍情绪表达的紧张程度，治疗师可以发现线索看见患者的情感反应状态以及他们的内在准备度❶"。

沙利文是精神科医生，他对心理学的主要贡献之一是关于人格形成的学说，又被称为人际理论。他的基本观点是个体会一直处于复杂并变动的人际关系中，人只有在关系中才能存在，人类本质的社会性即表现为人际关系。如果人类不能与人际保持相对持续的接触，就不可避免地发生心理疾病。沙利文把精神病学看作对人际相互作用的研究，而根据人际情境的不同，个体会表现出心理健康或者疾病。他提出了"交互的动机模式/交互情绪的原理"，实际上指的是人际情景中的整合是一个交互的过程，"就这一原理的积极面而言，个体互补的需要在波及一生的人际关系中得以解决；人际互动的模式在关系中得以发

---

❶ Chaiklin, S & Schmais, C. the thace approach to dance therapy［J］. P.L.Bernstein（ed.），1979:17.

展改良……"这些都产生于在人际关系中的经验。

沙利文关于人际关系的理论对于舞动治疗领域的发展起到了重要的作用，切斯受到沙利文的影响，也看见舞动治疗事实上也是一个不断互相影响的人际团体的过程，人们通过与环境等的互动来感知并发展自己。"人们彼此镜像着对方的动作，或者用其他的动作交流，他们以不同质感的动作进行对话"❶。切斯是这么描述的："用与病人相似质感的动作来建立最初的接触和关系（其实确切地说这并不是模仿，但病人经常会将它描述为模仿），或者治疗师会使用完全不一样的质感或情绪来回应病人们的动作。"❷

荣格和赖希一样都是弗洛伊德的门生，他提出了舞蹈和其他艺术体验一样对治疗有着重要的价值。"艺术媒介的使用可以让病人们成为其自己本身的客体，荣格的工作为此提供了有力的凭证。他认为艺术体验又或者他称之为积极想象的方式都具有诊断和治疗的功能，创造性的艺术素材为分析提供资源，在使用的同时也提供了释放和宣泄的途径。通过非语言创造性行为，深层次的情感和感受被象征性地表达出来。"

积极想象是荣格分析的方法，在艺术体验中的幻想亦或潜意识的情感通过这样的方式被激发和被象征性地表达出来。舞动治疗先驱怀特豪斯将荣格的理念整合到了自己的工作之中，并发展了"真实动作"。对于那些相信舞动治疗中的即兴动作创造部分即表达了潜意识的内容的舞动治疗前辈们，荣格的理论概念有力地支持了他们的工作。

在舞动治疗发展历程中，凯斯滕伯格（Kestenberg）也是一位精神分析学家，她整合拉班动作分析和精神分析的理论，发展了KMP（Kestenberg Movement Profile）即凯氏动作图谱，强调了动作的特征及节奏与心理意义的连接，可用来评估及诊断。这些都可以与安娜·弗洛伊德提出了精神分析的儿童发展观与教育观以及诊断图、发展线索等理论相联结。这部分将在后面章节"动作分析"部分具体描述。

心理学领域的理论为舞动治疗提供了很多的理论支持，帮助舞动治疗的先驱们和后继者们不断地探索舞蹈和动作的心理治疗的作用和意义。

---

❶ Chodorow J. Dance therapy & depth psychology［M］. Routledge, 1991:51.

❷ Chace M. Dance as an adjunctive therapy with hospitalized patients［J］. Bull Menninger Clin, 1953.

二、舞动治疗的神经心理学基础

神经心理学并没有开展专门针对舞动治疗的研究，但神经心理学的许多研究成果却可以解释舞动治疗为何能发生治愈效果，具体包括镜像神经元理论、神经心理学创伤理论两个部分。

（一）镜像神经元理论

镜像神经元是 20 世纪 90 年代，由意大利神经科学家 Rizzolatti 等人发现。具体而言，这类神经元是一种运动神经元，其功能是模拟他人的动作和情绪。镜像神经元的研究表明，当 A 个体看到 B 个体做动作或出现某种情绪时，A 的身体内部也会出现当自身出现这种动作或情绪时的反应，这说明 A 可以解读 B 动作或情绪的含义。即如果 A 看到 B 将手往前方伸，A 身体中做此动作的区域会被激活；同理，A 看到 B 愤怒、厌恶、喜悦表情时，其身体表达这些情绪的区域也会被激活，就好像他（她）也在同样经历这种情绪一样。这也就使得 A 有了理解 B 的可能。镜像神经元的运作机制是动作模拟，模拟是个体将自身的体验与他人体验建立连接的能力，而这样的模拟是通过身体、动作实现，这包括面部表情、生理唤醒、肌肉动作和神经激活等不同部分和内容。

共情是心理咨询的基础和基本技术，在舞动治疗中将之称为动觉共情。镜像神经元被进一步应用于共情发生的神经机制的研究中，该研究表明共情的发生机制是以镜像神经元为基础的动作模拟。共情与镜像神经元的关系研究表明，"在共情过程中，观察者和共情对象在主观体验、生理唤醒、肌肉动作和神经激活等层次上都存在重叠的现象"。有研究发现，观察者和共情对象在生理指标上的匹配程度，与其共情精确度呈正相关，这在消极情绪的共情过程中体现得更为明显。❶

镜像神经元的发现及其运作机制的研究可以用来解释舞动治疗。当来访者用动作表达或出现情绪时，舞动治疗师的身体内部会发生自己做这些动作同样的生理运行机制，从而理解到动作者的表达。当来访者也因为同样的机制发现治疗师能够与之共情，可能随之产生被看到、被理解、被接纳、被包容的感受。治疗师与来访者就这样运用动作模拟来来回回地多次互动，逐步建立良好的咨访关系，在这一过程中，来访者越来越有勇气和能力呈现自己，自身心理

---

❶ 孙亚斌，王锦琰，罗非 . 共情中的具身模拟现象与神经机制［J］. 中国临床心理学杂志，2014（1）：53–54.

问题被梳理、转化、解决，变化也随之发生。

（二）神经心理学理论中与舞动相关的内容

在神经心理学阐述中，与舞动相关的是三重脑、神经系统等理论，其中有很大一部分与创伤理论相关。

1. 在三重脑理论下解释舞动的发生原理及作用

三重脑理论是由保罗·D. 麦克莱恩提出的用来解释进化在人类脑中留下的痕迹的理论模型。❶根据该理论，人类进化迄今，人脑具有三重：爬虫类脑、哺乳类脑以及新哺乳类脑（也被称为人类脑）。这三重脑分别位于脑干、边缘系统以及皮质层，它们处理信息的水平依次是感觉运动型、情绪型和认知型，与之相对应的信息类型分别是与生俱来的本能、情感和语言描述性的。

"受过创伤并且其创伤未被处理的个体会发生下述反应，即躯体会不断重新体验伤害感受，这些感受引起强烈的情绪反应，当个体没有能力调解这些反应时，他们也就无法分析、理解它们，这是造成这些个体混乱的核心。"❷也就是说，对创伤信息的感受与反应是由感觉运动大脑和情绪大脑进行的，认知大脑无法进行，而情绪大脑也是在感觉运动大脑发生后开始启动的，在这也就意味着我们的治疗要从体现感觉运动大脑运行的身体开始，"我们的治疗需要帮助他们停留在躯体上，理解这些躯体感受"❸，允许身体和情绪自然表达，在此基础上，认知大脑才能开始工作。即"个体会在三个水平上整合性地协调创伤。而认知过程受感觉运动和情绪影响"❹由于舞动就是感觉运动类型的活动，是对内在及引发的情绪的感受和表达，为此，舞动是很好的治疗创伤的形式。

对于创伤发生在前语言期的来访者，他们更是无法用语言表达，但创伤信息会被储存在感觉运动水平的大脑中，这些信息是分散、不完整、碎片式的，认知水平的大脑难以对之回应和处理，舞动治疗在运动感觉水平上与来访者互动，使来访者有机会从创伤碎片入手，呈现创伤事件发生过程、他（她）的回应、情绪、认识及其后续影响，使潜意识内容意识化，碎片被连接，并通过进

---

❶ 维基百科，http: //zh.wikipedia.org/wiki/ 三重脑，访问日期 2014−10−07。
❷ David Alan Harris：《舞动治疗与情感创伤》，"舞动治疗与情感创伤"是由北京阿波罗教育咨询公司引进的美国舞动治疗协会备案课程的第 11 页第 63 张 PPT。
❸ David Alan Harris：《舞动治疗与情感创伤》，"舞动治疗与情感创伤"是由北京阿波罗教育咨询公司引进的美国舞动治疗协会备案课程的第 11 页第 64 张 PPT。
❹ David Alan Harris：《舞动治疗与情感创伤》，"舞动治疗与情感创伤"是由北京阿波罗教育咨询公司引进的美国舞动治疗协会备案课程的第 11 页第 62 张 PPT。

一步的互动、体验和练习，削弱创伤影响，将其转化、升华和整合，从而解决心理问题，适应社会。

2. 在神经系统理论下解释舞动的发生原理及其作用

神经系统理论告诉我们，人类的神经系统包括中枢神经系统和周围神经系统，其中周围神经系统又分为自主神经系统和躯体神经系统。

当个体面临危险时，身体会处于应激状态，以应对危险事件。身体会释放肾上腺素和去甲肾上腺素，导致心率、呼吸加快，血压、血糖升高，高度警觉，大量出汗，口干舌燥，释放内啡呔，令人处于兴奋状态。这是人体自发的自我保护机制的启动，是我们的自主神经系统的自动功能的体现。但有些人在危险过后很长时间，身体还不由自主地处在这种应激状态下，导致创伤后应激障碍（英文简称 PTSD）。所以，创伤是自主神经系统的自动功能失调的结果，也就是说，这样的个体在危险不存在时，自主神经系统还在过度反应。自主神经系统又分为交感神经系统和副交感神经系统两类，"交感神经系统是在努力和压力的情形下启动，副交感神经系统则是在休息、放松状态下运行；二者通常是平衡的，一个兴奋，另一个则处于抑制状态"。❶ 由此可见，创伤患者的交感神经系统经常处在兴奋状态，副交感神经系统则是被抑制的。而有学者认为"当交感神经系统处在高度兴奋状态下，记忆的语言编码会被抑制，同时，中枢神经系统会退行到早年生活中占主导地位的感知和形象记忆"❷。语言记忆是外显记忆，形象和感觉记忆是内隐记忆，后者与身体记忆有关❸。在神经系统的作用下，创伤记忆无法进入外显记忆中，也就意味着内隐记忆不与外显记忆相连，在个体身上的具体表现是，当图像、情绪、感受产生时，个体无法理解、判断和加工，这便使之出现 PTSD 症状。也就是说，创伤患者的记忆内容是形象化和感受性的，这也就意味着干预可以从身体入手，以身体动作为特征的舞动恰好能引导来访者将这些形象和感受用动作表达出来，使之进入到外显记忆中，让这两部分记忆进行整合，实现疗愈的目的。这也与三重脑理论的相关内容吻合，两种理论相互印证。

---

❶ David Alan Harris：《舞动治疗与情感创伤》，"舞动治疗与情感创伤"是由北京阿波罗教育咨询公司引进的美国舞动治疗协会备案课程的第 11 页第 36 张 PPT。

❷ David Alan Harris：《舞动治疗与情感创伤》，"舞动治疗与情感创伤"是由北京阿波罗教育咨询公司引进的美国舞动治疗协会备案课程的第 11 页第 48 张 PPT。

❸ Cathy A. Malchiodi：《艺术治疗——心理专业者实务手册》，陆雅青等译，学富文化事业有限公司，2008：22。

第四节　舞动治疗师的角色与成长

一、舞动治疗师的角色

关于舞动治疗师的角色，不同时期、不同工作对象、不同理论流派的工作者所强调的重点有所不同。

切斯强调舞动治疗师以镜像的方式共情来访者、强调观察与跟随的重要性；怀特豪斯强调通过真实动作引导来访者进行自我探索与觉察，治疗师作为见证者容纳这一过程；楚迪·舒会带领团体成员练习舞蹈动作，扩展动作库，她强调教导合理使用身体的重要性，使患者储备更多的动作表达和足够的动作词汇，然后引入自发的即兴表达，她使用自己的身体和幽默帮助病患面对、承认身体的冲突，然后外化。

完形舞动治疗的代表人物潘妮·露易斯（Penny Lewis）认为治疗师的角色基本上是支持来访者、使之体验自身并体会完形的各个过程，治疗师就像一位向导，而不是行为的诠释者。治疗师要观察，并提醒来访者停留在当下的情境中，除了谈论，还要有体验。同时，治疗师不只是处于被动的观察者的位置，还要主动引导，甚至可以流露任何对来访者自我实现有利的情绪，但同时相信从根本上来讲，来访者是有能力做出选择的人。

经验性的动作心理治疗师伊玛·朵莎美提丝（Erma Dosamantes）认为，动作心理治疗师的功能就像是一位创造性的艺术家，摇摆在直觉与理解力之间。她认为舞动治疗师一方面共情来访者的情感，共情并对感觉赋予意义，另一方面运用直觉在治疗过程中的引导，同时提供一个安全的架构，使来访者的经验过程得以顺利展开。

台湾地区舞动治疗师李宗芹认为在治疗过程中一方面要体验对方的情绪，另一方面要保持客观、冷静和清晰。她还强调，舞动治疗师的基本能力是对身体动作具备高度觉察力，并将这种觉察应用在工作中，这要求治疗师能够通过各种分析方法与直觉把握动作的意义。这种觉察与敏锐，需要经过多种身体技巧的锻炼和积累。在舞动治疗中，每个人有不同的动态行为，要求治疗师不能受限或习惯于某一动作模式，需要宽广的动作仓库和宽大的情绪包容度。具体而言，她认为成为舞动治疗师需要具备六个条件，分别如下 ❶。

---

❶ 李宗芹. 与心共舞——舞蹈治疗的理论与实务［M］. 张老师文化事业股份有限公司，1996:45.

（1）必须整合舞动治疗的技巧和知识，以动作作为介入媒介。

（2）要有心理学的知识和助人技巧，并建立多元的价值观。

（3）要能有系统的整理出动作的观察、分析、判断和评估。

（4）了解个人和团体的心理动力历程。

（5）针对不同的病患、不同的病情、不同的目标，掌握治疗目标。

作为一名舞动治疗师首先应具备所有心理咨询师必备的条件。

我们认为这些条件可分为两大类，一是心理咨询的专业知识，二是心理咨询师的基本态度与技术。心理咨询的专业知识除精神分析理论、分析心理学、认知行为主义、存在－人本主义等理论及其相关技术外，尤其强调了心理咨询的伦理，而职业伦理对于舞动治疗来说同样适用，遵守职业伦理成为舞动治疗师有效工作的基石。专业的舞动治疗师除具备上述条件外，还应具有运用身体动作进行心理疗愈的能力，这包括将心理学的理论和技术与身体动作知识相结合，运用身体动作进行镜像、觉察和共情等，熟练地运用动作分析的知识。

舞动治疗师本人的身体和动作即是有效的工具，这就要求舞动治疗师们对自己身体和动作有足够的了解并拥有高度的动觉觉察力，而这种了解和动觉觉察力不仅仅只是依靠知识学习就能获得，它需要舞动治疗师长期的个人体验才能发现、获得，并需要适时积极地督导以检验和促进这种能力的良性循环。

熟练地进行动作分析的能力。拉班动作分析系统以及 KMP 是舞动治疗师对自我和来访者进行评估、诊断的工具，通过它总结来访者的动作特质，分析其心理状态，掌握并熟练运用它们也是舞动治疗师的基本功。

具有丰富的动作词汇库和音乐库。为了更好地完成上述任务，舞动治疗师需要尽可能地具备丰富的动作词汇，为此，需要参加一些舞蹈或运动训练，以扩展自身的动作词汇。另外，由于在舞动中经常会使用到音乐，舞动治疗师还需要丰富的音乐库，并能熟练恰当地运用它们。

二、舞动治疗师的培训

为了使想成为舞动治疗师的个体具备上述能力，各国建立了相应的舞动治疗师的培训和认证体系。目前，舞动治疗师的培训分为硕士学历教育和职业教育两种类型。英美两国为硕士学历教育，德国既有硕士学历教育也有职业教育。无论是硕士学历教育，还是职业教育都需完成足量的理论学习、实习、咨询实践、个人体验及督导，才可获得相应的学位证书或教育证书。理论部分通常包括舞动治疗理论、心理学、心理咨询理论、解剖学、生理学等方面的知识。受训课程均应得到本国舞动治疗协会的认可。

在英国、美国获得相应的学位证书是舞动治疗师认证的前提。英国注册舞动治疗师依次分为基础注册舞动治疗师（BRDMT）、注册舞动治疗师（RDMT）和高级注册舞动治疗师（SRDMT）三个级别。接受舞动治疗师培训合格的人即可成为基础注册舞动治疗师，在此期间须在实习的基础上完成相应的督导时数，便可申请注册舞动治疗师。注册舞动治疗师在完成治疗时数、督导时数以及个人治疗时数，并提交一篇达到发表水平的论文后可获得高级注册舞动治疗师资格。注册舞动治疗师在完成治疗时数、督导时数以及个人治疗时数，并提交一篇达到发表水平的论文后可获得高级注册舞动治疗师资格 A。❶

美国注册舞动治疗师分为注册舞动治疗师（R-DMT）和高级认证舞动治疗师（BC-DMT）两个级别。注册舞动治疗师的申请者需具备以下条件：获得硕士学位，接受过 450 小时舞动治疗专业训练；270 小时心理学专业训练，临床实习；基本临床实习 200 小时；舞动治疗临床实习 700 小时；督导 70 小时；5 年舞动学习经验。高级认证舞动治疗师则是注册舞动治疗师在完成 3640 小时的治疗后才有资格申请。

德国舞动治疗师分为注册舞动治疗师（BTD）和认证舞动治疗培训师（BTD Trainer）。注册舞动治疗师需满足以下要求：年龄在 28 岁以上（含 28 岁）；学历需大学或职业教育毕业；至少工作 1 年；舞动治疗专业学习 600 学时，610 学时的舞动治疗实习；其中，动作分析至少 150 学时；130 学时的个人体验；130 学时的督导；180 学时的舞蹈训练；完成作业、考试和论文。认证舞动治疗培训师则在成为注册舞动治疗师之后还需累积 2400 小时的临床实践。❷

在中国，由于舞动治疗传入中国时间较晚，并未形成中国本土化的认证体系，更多的是引进德国或者美国的体系进行培训。21 世纪初期有些零散的舞动工作坊，2013 年舞动治疗的短期工作坊呈现喷井状态。经过系统受训的中国第一批舞动治疗师们开始工作，让更多的人了解并受益于舞动治疗。

---

❶ 【英】Bonnie Meekums. 舞动治疗［M］. 肖颖，等译. 北京：中国轻工业出版社，2009:10.

❷ 美国与德国舞动治疗师的认证根据李微笑：《舞动治疗的缘起》，中国轻工业出版社，2014 年版第 186-187 页的内容总结整理。

第二章　动作分析

动作在生命之中如此常见，它强有力地影响着每一个个体。它就像呼吸一样，是我们生存的基本方式。人作为一个整体，身体各部位时刻都有可能参与到每一个动作当中，可以说它无处不在，无时不在。从本质上看，动作无法从个体完整性中分离开。

动作是一种语言，是人的内心情感或生理需求在外部所呈现的形式，它具有的复杂和丰富性使动作可以在非常短的时间内呈现出大量的信息，而个体的动作在过往生活经历中会形成自己特有的模式和特点。舞动治疗中动作分析是一套基于动作、身体和心理意义互相反映和影响的体系，它的发展为舞动治疗师们提供了科学和人性化的视角，让我们清晰地了解个体的动作特质，更完整地理解每一位来访者。动作分析理论为舞动治疗师进行动作观察，诊断和干预提供了基本依据和支持，也让我们时刻保持着个体动作的好奇和开放。

舞动治疗动作分析的理论主要包括拉班动作分析（Laban Movement Analysis，简称 LMA）、和凯斯腾伯格（Judith Kestenberg）的动作侧写（Kesten-Betrg Movement Profile，简称 KMP）。本章将对理论要点进行简述。

第一节　拉班动作分析

动作是一切存在的基本条件——Laban 1888

一、拉班动作分析的起源和发展

鲁道夫·冯·拉班（Rudolf Von Laban），1879 年出生于奥匈帝国时期匈牙利波祖尼地区（现今在捷克境内）。他是一个有着丰富生活经历的建筑学家、数学家、画家、舞蹈编导家，被誉为西方现代舞理论之父，动作分析理论的创建者。他把建筑学研究中的空间意识、空间知识迁移到对动作的研究中。20 世纪50 年代拉班的理论被舞动治疗师们整合并运用于舞蹈和动作的治疗干预中。

1928 年，拉班发表《书面舞蹈》，运用各种形象的符号，精确、灵便地分析并记录人体运动和节奏。后来被称为拉班舞谱，它主要描述了动作结构，形成了独立的动作文字体系，通过这种动作符号的书写体系，可将活的舞蹈作品变成书面形式，后人可以通过书面的舞谱记载将其还原为活的舞蹈动作。拉班记谱法被广泛地用于舞蹈、体育、人体学等与人体动作有关的领域。拉班创造了可阅读的动作文字，舞谱将动作特质具体化呈现于书面之上，就像乐谱一样让人一目了然。

此后，他与实业家弗莱得里克·查尔斯·劳伦司（Frederic Charles Lawrence）合作研究动作力学，通过考察英国工业工人的动作，1947 年发表了《内驱力》（Effort）一书，分析并总结出了人类动作中所共同存在的 8 种基本动力形式，并以拉班特有的记谱方式描述出来，供人们学习和研究。

破解人类动作语言之谜，探究动作语言的内在规律，解析动作语言的结构，成为当代人们关注的课题。而拉班创造性的研究，将舞蹈动作的规律用清晰地概念提炼出来，将动作记录体系总结出来，人类的动作研究由此被纳入到系统的科学分析的轨道。

拉班的学生华伦·兰姆（Warren Lamb）在拉班的基础上进行了扩展，发展出形塑（Shape）体系。20 世纪 60 年代，拉班和兰姆的理论在美国的舞动治疗领域被普遍熟知和使用。

拉班动作分析为动作识别、描述和转化提供了可能性，在早期拉班体系并没有和心理疗愈结合在一起的时候，它已经被广泛应用于舞蹈演员等人群，这让他们发现自己的潜能和价值，并学会面对自我形象的偏见和局限认知，也防止了舞蹈演员们在自己固有的动作模式中不断重复，丧失自己的创造性，这给很多人带来了福音。总的来说，拉班动作分析在艺术及生活中为个体创造了自我挑战和自我发现的全新方式。在我国，1980 年著名舞蹈家戴爱莲将拉班舞谱介绍到国内，并致力于拉班舞谱的教学、研究与国际交流。2014 年 7 月 5 日，大陆首家全面研究拉班理论的学术机构"北京师范大学中国拉班研究中心"正式在北京师范大学成立。"北京师范大学中国拉班研究中心"是继戴爱莲先生所创立的中国拉班舞谱学术委员会之后，首次以高等院校为基地的拉班理论体系研究中心。

对于舞动治疗师来说它不仅仅帮助分析来访者的动作，更是通过拉班动作分析的内容"了解自己的力量、自己被限制的地方以及动作模式，这让我们学会并发展自己多样化的动作可能，舞动治疗师动作库的扩大可以让我们更好地用动作与来访者建立关系，捕捉来访者极其复杂和微妙变化的动作，以更好地共情和发展他们的动作表达"❶。

二、拉班动作分析

拉班动作分析（Laban Movement Analysis）简称LMA。

拉班动作分析由对成人的观察发展起来，有四个基本要素组成，内驱力（Effort）、身体形塑（Shape）、空间使用（Space）、身体使用（Body）。内驱力是指动作是如何发出的，它的内在驱力和意图是什么；身体形塑是指动作中内外变化的身形；空间使用是指在动作中身体如何占据空间，人体动作的空间结构；身体使用指动作用到了哪些身体部位，身体哪个部位引发了动作。这四个要素又可以划分为不同的元素因子，这四个要素有时会在观察或者描述的时候被分解开，但事实上这四个要素总是共同出现在每一刻，而且它们会在不同的时刻有着不同程度的重要性及突出性。拉班动作分析四个要素的共时性和完整性就好像形成了一个动态的四面体的水晶，如图一。

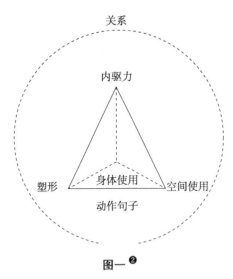

图一 ❷

BESS 是 Body–Effort–Shape–Space 四个组成要素的缩写形式，Barbara Adrian

❶ White，E. Q. Laban's Movement Theories：A Dance/Movement Therapist's Perspective ［M］//Chaiklin, Wengrower. The Art and Science Dance/Movement Therapy.2009:223.

❷ 图形出自 Fernandes，C. The Moving Researcher ［M］. HÄFTAD Engelska,2015:96.

（2008）将"关系要素"作为连接 BESS 的媒介，使其变成了一个整体，即 BESS–R（Body–Effort–Shape–Space–Reationships）。"Peggy Hackney 认为在与外在环境的关系中个体通过不断调整这四个要素形成动作句子和动作韵律"❶。Jackie Hand（2014）提到"动作展开的过程实际上是错综复杂的，形成动作句子则与拉班动作分析四个基本要素身体、内驱力、形塑和空间紧密联系着。"如图二。

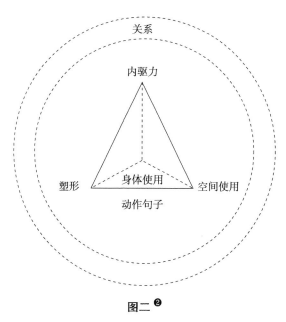

图二 ❷

建立在这几个要素基础上的拉班动作分析体系为我们建构了一幅身体地图，就像建立在腺嘌呤、鸟嘌呤、硫胺素和胞嘧啶的 DNA 一样形成了我们的基因遗传代码。（Pollack，1994）。"在拉班动作分析里，它们也处于螺旋的结构之中，任何一个要素都在双螺旋的结构之中互相影响和扩展着动作表达的能力（Laban，1950）"。❸

❶ Hackney, P. Making Connections : Total Body Integration through Bartenieff Fundamentals ［M］. HÄFTAD Engelska,1998:217.
❷ 图形出自 Fernandes, C. The Moving Researcher ［M］. HÄFTAD Engelska,2015:96.
❸ Fernandes, C. The Moving Researcher ［M］. HÄFTAD Engelska,2015:96.

拉班动作分析体系基本要点 ❶

1. 身体结构的使用

四肢的动作与身体躯干的关系；

关节与四肢末端的关系；

上下半身的关系；

左右半身的关系；

身体交叉两侧的关系；

呼吸韵律的模式；

特别有意识地觉察身体的某些部位；

特别引起个体去关注的身体部位；

动作过程中最常使用的身体部位；

动作过程中最少使用的身体部位；

使用身体整体／局部的层面；

对称／不对称；

启动主导动作的身体部位；

身体重心的转移。

2. 空间使用

动作在空间中上下／左右／前后的路径；

动觉范围：开阔的（远）、中等的、有限的（近）的四肢动作。

3. 内驱力

流动（自由流／束缚流）；

空间（直接的／间接的）；

重力（强力的／轻柔的）；

时间（急速的／缓慢的）。

4. 身体的动态形塑

形塑流；

方向性动作；

塑形。

---

❶ Tortora, S. The Dancing Dialogue：Using the Communicative Power of Movement with Young Children ［M］. Redleaf Press,2006:150.

（一）身体使用

人在动作时需要使用不同的身体部位。对于来访者而言启动不同身体部位在不同的情况下可能会有重要的意义。有的动作是由身体的某个部位开始，贯穿并延展到整个身体，这种动作与个体内在的态度和情感有着密切的关系❶，被称为连续性动作。

连续性的动作句子需要同时启动两个甚至更多的身体部位，这样的动作方式为来访者更广泛和深入地探索内在感受提供了更多的可能性。

有的动作会使用身体某个部位或多个部位，但并不会贯穿和延展到全身，被称为非连续性动作。

（二）空间

身体的上下、左右、前后连接起来，就成为一个立方体，身体的形状被形塑成不同的"面／平面"，这里探讨的是关于身体动作是如何利用空间的。

1. 空间维度

空间的维度主要包括：水平纬度、垂直维度和弧形维度。当两个维度连接在一起就构成了"面"。这样便形成了三个基本平面：水平面、垂直面和轮面。如表一。

表一

平面类型	水平面	垂直面	轮面
连接维度	水平维度 弧形维度	水平维度 垂直维度	垂直维度 弧形维度
典型动作举例	擦桌子	站立	跳跃
发展年龄	一岁左右	两岁至三岁	三岁至四岁

（此表根据 Susanne Bender 著，《动作的身心意义—拉班动作分析》，李微笑译，——中德舞动治疗师职业教育第一阶教学资料整理）

2. 动觉范围

动觉范围指一个人的私人空间或他的动作所占据的空间范围，就好像每个人身体处于一个隐形的"泡泡"里，个体可以根据外在接触的不同环境和人

---

❶ Chaiklin, & A.Lohn. Foundations of dance/movement therapy: The life and work of Marian Chance ［M］. Arts in Psychotherapy, 1995:77.

物，对自己"泡泡"的大小进行调整，并让自己感到舒适和安全，不同的人的"泡泡"是不一样的，"泡泡"的大小跟关系的远近、文化背景、个性有关。

表二

动觉范围种类	开阔的动作范围	中等的动作范围	有限的动作范围
动作范围的定义	大幅度的、手脚充分伸展开的动作范围	以人的前肢为半径的动作	小幅度的、紧贴身体的动作
典型动作举例	拉伸动作	洗衣服	拨头发

（此表根据 Susanne Bender 著，李微笑译，《动作的身心意义—拉班动作分析》，中德舞动治疗师职业教育第一阶教学资料整理）

（三）内驱力

内驱力，是指个体在以怎样的动作质感进行动作的。"指动作中展示出的人内在对动作流动的控制、对空间使用的注意、对动作力度有意识地收放、对时间的准确掌控。"这一种发展出来的能力，既能关注到外在环境的需求也能和内在连接。内驱力是从德语"Antrieb"派生出来，"Antrieb"意指驱动器，无论是绘画还是雕塑的行为中都存在着一个动态的内在驱动，同样拉班认为舞蹈动作时也存在这样的内在驱动力，即内驱力。"个体的内驱力在其动作节律中被明显的表达"（Laban & Lawrence，1974）。内驱力与动作的形式和技术无关，拉班认为内驱力有三个层面：动作的机械化的层面；动作的情绪层面；激发动作的心理层面。如果动作没有内在心理参与，如机械重复的动作，则无驱力可观察。❶

内驱力包含四要素：

·流动

·空间

·力量

·时间

❶ Susanne Bender 著，李微笑译，《动作的身心意义—拉班动作分析》，中德舞动治疗师职业教育第一阶教学资料，第 70 页。

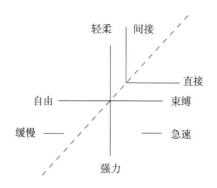

图三 拉班内驱力图谱

每个要素被分为两极，一共有八个不同的内驱力因子。

表三

内驱力	流动	空间	力量	时间
阴柔的	自由流	间接的	轻柔	慢速的
阳刚的	束缚流	直接的	强力	快速的

1.流动

流动指人体动作过程中的肌肉张力，是束缚还是自由。它并不是一个简单的放松和紧张的概念，任何一种流动的因子也没有绝对的好与坏。人体的任何一个束缚流或是自由流都需要控制肌肉呈现不同的张力来完成，"它是和身体肌肉之间相互的紧张度有关"❶，"流动"区别于其他三个内驱力要素，它与空间没有一个特定的关联。这里的空间是指的空间使用，需要与内驱力要素"空间"相区分。

相关态度	我是如何保持前进的
内在参与	精度／进程 （W.Lamb, Davies, 2006）
影响	感受

流动图谱：

❶ Dell, C. A Primer for Movement Description［J］. Wiley on behalf of The American Society for Aesthetics,1971:14—28.

· 流动（自由和束缚）

· 自由流 _____╱

· 束缚流 ╱_____

（1）自由流

自由流动指动作的能量在体内畅通无阻，可以向体外释放，包括放松的连续动作和流畅的动作感觉。❶

动作举例：孩子奔跑的时候或大哭的时候。

与自由流匹配的音乐推荐：

· Michel Camilo: Blue Bossa

· Bobby Mc Ferrin: Blue Bossa

（2）束缚流

束缚的动作意味着控制、有计划的，可以随时停下，同时有可能能量郁结在体内，刺激与反应交织在一起。❷

动作举例：游戏"一二三，木头人"中听从指令木头人的那一瞬间身体僵住并保持的状态；当孩子非常害怕紧紧地抱住妈妈的动作。

与束缚流匹配的音乐推荐：

· Michael Jackson: Beat It

· Astor Piazzolla: Woe

· 检阅进行曲

2. 空间

"改变对空间的焦点和注意力，变得直接或者间接"❸。

这个元素涉及的是个体在动作时对外部环境的关注点，是人体运动与空间建立的关系，而不是空间位置。当动作呈现出对外部环境有兴趣、有关注时，会与空间建立直接或间接的关系。而间接性指人动作时的注意力失去焦点。空间的内驱力要素是关于"我的关注点是什么。"这是指人的'注意力'集中在何处，是聚焦的还是失焦的。动作的空间关系与人的如下能力相关：对周围正在

---

❶ Susanne Bender 著，李微笑译，《动作的身心意义—拉班动作分析》，中德舞动治疗师职业教育第一阶教学资料，第72页。

❷ Susanne Bender 著，李微笑译，《动作的身心意义—拉班动作分析》，中德舞动治疗师职业教育第一阶教学资料，第72页。

❸ Dell，C. A Primer for Movement Description［J］. Wiley on behalf of The American Society for Aesthetics,1971:28.

发生的事情有意识地参加的能力、自我定位的能力、与感兴趣的事物建立联系的能力。当冥想时，个体就失去了与空间这一内驱力要素的关系。

相关态度	我在哪里，正在以怎样的态度接触
内在参与	注意力　　　（W.Lamb，Davies，2006）
影响	思维

空间图谱：

·空间（直接和间接）

·直接的

·间接的

（1）直接的

直接的空间关系意味着做动作时注意力集中在空间某处，焦点单一、目标明确。[1]直接性是个体内心关注空间中一个特定的目标，而感知不到该目标以外的空间。

动作举例：墙上有一个明确的黑点，全神贯注地盯着那个点径直地走过去；钉纽扣。

与直接的内驱力匹配的音乐推荐：

· Alan Berg Quartett：Annen Polka Alban

·检阅进行曲（中国人民解放军军乐团）

（2）间接的

间接性指内心关注并获得对环境的总体印象，而不是关注具体细节。找人、找东西的时候，需要间接的空间注意力，要注意整个空间，而不是关注空间内某一点。[2]间接关注时，一个人能同时感知和注意许多东西，会有许多想

---

[1] Susanne Bender 著，李微笑译，《动作的身心意义—拉班动作分析》，中德舞动治疗师职业教育第一阶段教学资料，第78页。

[2] Susanne Bender 著，李微笑译，《动作的身心意义—拉班动作分析》，中德舞动治疗师职业教育第一阶段教学资料，第80页。

法和念头，能发现不同主题之间的联系。

动作举例：领导进入会议室环顾四周看每位员工是否都在；在家里找钥匙。

与间接的内驱力匹配的音乐推荐：

· Leonard Bernstein：West Side Story–The Rumble

· Claude Debussy：Prélude à l'après–midi d'un faune

3. 力量

"改变身体重量的质地，变得轻柔或者强力" ❶

相关态度	我的期待是什么
内在参与	意图和感受自己 （W.Lamb，Davies，2006）
影响	意识

力量图谱：

· 力量（强力的和轻柔的）

· 强力的   · 轻柔的

（1）强力的

"强力的"动作质感意味着个体在动作时积极利用地心引力的作用。❷ 强力的身体中心在骨盆做强力动作时需要激活骨盆的力量。可以采用下面的意象来激发个体对"强力的"感知：想象自己是一棵坚实的树，树根稳稳地扎根于大地；或者想象自己是一团熊熊燃烧的篝火……体会内心充满力量的感觉。当一个人身体疲惫，在引力的作用下完全无力，垮塌在地上，难以使出力气的状态，不是强力的状态，而是沉重的状态。

动作举例：举哑铃、推拉重物、撬开瓶盖、投掷铅球。

与强力的内驱力匹配的音乐推荐：

---

❶ Fernandes，C. The Moving Researcher［M］. HÃFTAD Engelska,2015:165.

❷ Susanne Bender 著，李微笑译，《动作的身心意义—拉班动作分析》，中德舞动治疗师职业教育第一阶段教学资料，第78页。

· Queen：We Will Rock You

· DMX：Party Up

· Christina Aquilera：Fighter

（2）轻柔的

"轻柔的"意味着动作时要主动克服地心引力，需要在力度小，肌肉放松的状况下完成动作。轻柔的身体中心在胸骨。做轻柔的动作时，手臂和上半身的动作比较多。可以采用下面的意象来激发个体对"轻柔的"感知：想象自己是一根羽毛被风儿轻轻吹起，飘浮在空中。

动作举例：抚摸婴儿或爱人的脸庞、轻轻挥舞手臂、拿起玻璃制品。

与轻柔的内驱力匹配的音乐推荐：

· Deuter :Loving Touch

· Edward Simoni：Morgenstimmung

4. 时间

"改变动作中时间的质感，变得缓慢的或者快速的"[1]。这里的时间元素并不是指外在客观可测量的时间指标，而是内心对时间的感受和态度。[2]

相关态度	我在何时完成一个行动
内在参与	抉择和判断力 （W.Lamb，Davies，2006）
影响	直觉

时间图谱：

· 时间（快速的和缓慢的）

· 快速的

· 缓慢的

（1）快速的

"快速的"内驱力是指速度加快的、急促的、紧凑的。快速的时间感是指个

---

[1] Dell，C. A Primer for Movement Description［J］. Wiley on behalf of The American Society for Aesthetics,1971:24.

[2] Susanne Bender 著，李微笑译，《动作的身心意义—拉班动作分析》，中德舞动治疗师职业教育第一阶段教学资料，第88页。

体心里觉得需要赶时间，有与时间赛跑的紧迫感，要提高自己动作的速度，而不一定是客观上没有时间。当人内心对时间有焦虑，怕迟到，要抢时间时，往往呈现"快速的"内驱力。

动作举例：妈妈们每天早上心急火燎催促孩子起床，快速送孩子上学，急匆匆上下班。

与快速内驱力匹配的音乐推荐：

·女子十二乐坊：赛马

·Alexandre Desplat：Biggest Shagging

（2）缓慢的

缓慢的内驱力，犹如音乐中的慢拍，有一种时间无限延长的感觉。这是个体内心对时间的态度，即"我拥有足够的时间"，动作也会随之缓慢下来。

动作举例：狭窄的马路上，一个人在车辆的前方步行，车辆不停地按喇叭提醒。但行人并不为外在急促的喇叭声所动，听着音乐哼着小曲在慢慢地前行。

与"缓慢的"内驱力匹配的音乐推荐：

·段玫梅：天国的女儿

·Brian Tyler：Into　Eternity

·Deuter Laine：Loving　Touch

5. 评估内驱力

（1）内驱力要素呈现的积极和消极的部分

表四❶

内驱力因素	积极的	消极的
束缚的	可信的，控制的，专注的，可测量的，可预见的，谨慎的，精确的，清晰地	绷紧的，固执的，过于控制的，不确定的，能量凝滞，封闭的，局促的，拘谨的，自我设限的
自由的	投入的，开放的，坦荡的，放松的，无忧虑的，不受约束的，流畅的，自然的	难理解，不可信，不可控，飘忽不定的，不稳定的，不确定的，易受影响的，轻率的

❶ Susanne Bender 著，李微笑译，《动作的身心意义—拉班动作分析》，中德舞动治疗师职业教育第一阶段教学资料，第95页。

内驱力因素	积极的	消极的
直接的	坚定的，明确的，可信的，不易受干扰的，精确的，专注某一点，对抗的、结构的，目标导向，聚焦的，意志力强	轻率的，刻板的，僵硬的，欠考虑的，固执己见，刻板的，视野狭窄，单一的，排他的，只见树木不见森林
间接地	灵活的，有全局观，视角广阔，识大体，全然的，联想的，善观察的，坦荡的，能接纳的，注意的，直觉力强	犹豫，不果断，无法坚持，面面俱到又样样不佳，注意力涣散，难以集中注意力，不负责任，逃避，心不在焉，缺少归属感
强力的	独立的，积极地，适度激进，健康的自我意识，执行力，毅力，精力充沛的，充满力量的，权威，给人安全感，坚定的，坚毅的	威严的，威胁的，破坏性的，令人望而生畏的，恐吓的，威严的，压迫的，难以适应权威的，狂妄的，傲慢的，霸道的，浪费消耗能量
轻柔的	欢快的，放松的，自由自在的，温柔的，柔和的，体贴的，小心的，轻松的，敏感的，感同身受的，得体的，飘逸的，和气的，平易的，多变的，温馨的，流畅的，无压力的	肤浅的，盲目接受的，毫无根据的，乏味的，平淡的，无法理解的，过于谨慎，怯懦的，怀疑的，虚荣的，扭捏的，浅薄的，立场不坚定
急速的	充满能量的，有效率的，处理得当的，即兴的，生机勃勃的，果断的，行事迅速，善于随机应变，情绪化的，活泼的，精力旺盛的，有趣，有情调，好玩	慌乱的，不可预见的，烦躁的，突兀的，躁狂的，不耐烦的，仓促的，惊慌的，不能坚持，兴奋过度的，受侵扰的，人际交往障碍，顽固的，狭隘的
缓慢的	平静的，专注的，时间充裕的，仔细，享受闲暇时光，放松，享受，可靠，估计的，坚持的，宽容的，温柔，精力充沛的，详尽的，集中的，轻松的	无聊的，反应迟缓的，耗时的，拖拉的，懒惰的，非常犹豫的，没完没了的，黏着

（2）内驱力的参与在不同层面的意义

表五 ❶

内驱力	认知层面	社会交往层面	情感层面
自由流	·激发联想和创意	·追求乐趣，易于接受建议，显得"大大咧咧" ·有时甚至"粗心大意"。对于非常克制和遵守纪律性的人，显得不太定性和不太可靠	·让情感流动十分流畅，自由流的产生与安全放松等感受有关 ·过度自由流会失控，由于丧失警惕和保护，对自己和他人都可能产生危险
束缚流	·无特殊认知层面意义	·体现可靠度的基础 ·会传递出个体在人际交往中谨小慎微甚至控制性的倾向 ·过度束缚会阻碍正向情感并切断人际交往	·情绪处于被控制之下，小心克制着 ·压抑情绪，得不到放松
直接的	·抓住细节 ·清晰深入的思考 ·保持注意力	·与人深入紧密地接触 ·表述交流坦率，但也可能口无遮拦，破坏关系 ·喜欢秩序，可能会固执于某一观点和一件事	·与情感层面无重要的相关性和联系
间接的	·归纳总结能力 ·有全局观，可同时处理多样事务 ·难聚焦于某一特定目标和想法	·在某人际情景中可照顾到每一个人 ·无法持续深入与某特定的人交流 ·无法很清晰明了地说出自己的需要	·可能无法深入关注自己的感受 ·逃避和分神 ·广泛关注到其他人的感受，打开全局视野
轻柔的	·思维灵活的 ·促进灵感和创意的产生 ·调整适应其他的想法 ·过于轻柔可能无法投入和专注	·考虑周全的并且敏感的 ·灵活的处理关系 ·对他人感同身受 ·过于轻柔可能导致脱离现实	·敏感细腻，多愁善感的 ·过度小心并易受伤的 ·可能容易受到他人影响，不坚定
强力的	·全身心投入 ·思路严谨 ·坚定的信念	·关系中可以承受压力，并且会施加压力 ·权威的果断的引导他人 ·过度强力会固执，控制的	·对自我有较清晰的觉知 ·充分表达自己的情感

---

❶ 根据 Susanne Bender 著，李微笑译，《动作的身心意义—拉班动作分析》，中德舞动治疗师职业教育第一阶段教学资料整理

续表

内驱力	认知层面	社会交往层面	情感层面
急速的	·思维敏捷 ·较好的接受能力和理解能力 ·突出的急速特质会显得思考决定草率	·关系团队中的促进者 ·即兴发挥并激励他人	·情绪可能会来去匆匆，不太会持续陷入某一种情绪情景中 ·易失去自我价值感，显得自卑和低落
缓慢的	·多方位考虑 ·稳健的思考 ·相对从容	·关系深入持久 ·需要较长时间融入环境 ·突出的缓慢特质有可能会脱离现实他人和环境的步伐，而被孤立	·让人感受到内心生长及流动的保持 ·在快速发展的社会容易感到失意和被责备

（3）从发展的角度看不同阶段的动作任务、身体／情感、空间及内驱力的关系

表六 ❶

发展年龄	·出生至 3 — 6 个月
动作发展任务及发展成就	·内驱力流动（自由流／束缚流） ·稳定发展七个感官觉 ·通过稳定发展和刺激七个感官觉，探索外在新的世界 ·感受触摸的质地
典型动作	·呼吸的流动 ·收缩和扩展 ·肌肉张力的基本变化
情感／身体发展主题	·感觉身体在这个世界上的重力 ·感受外在世界物体表面柔软／坚硬的质地以及与在子宫里流动性的区别
空间发展主题	·内在的空间
发展年龄	·3 — 12 个月
动作发展任务及发展成就	·内驱力空间要素（直接／间接） ·水平维度 ·开始向外探索 ·探索使用外在空间 ·获得对自我及身体的控制感

---

❶ Tortora，S. The Dancing Dialogue：Using the Communicative Power of Movement with Young Children［M］.Redleaf Press,2006:82–83

续表

发展年龄	· 出生至 3 — 6 个月
典型动作	· 注视并聚焦某一点 · 开始在外在空间中冒险，通过四肢并且有目的性到达某一处 · 增加全身运动的探索，比如滚动或者双手向下推以获得向上的感觉
情感 / 身体发展主题	· 选择去探索动作中的自我以及在外在世界中的自我 · 开始意识到内驱力空间要素的质地变化，以及在外在人、事物及环境中的自我
空间发展主题	· 水平方向的发展带来的与外在世界的连接 · 通过身体的仰卧位、从身体的一边翻滚到另一边的方式感受身体的重量 · 在空间中的四肢爬行
发展年龄	· 9 — 24 个月
动作发展任务及发展成就	· 内驱力要素重力（强力的 / 轻柔的） · 垂直维度 · "我在这里" · 平衡 · 身体重量的控制和使用 · 向上和向下的动作
典型动作	· 脊柱的使用，运用脊柱感受身体长度的变化 · 感受四肢的支持，在此基础上发展站立、平衡、下蹲等动作
情感 / 身体发展主题	· 自我意愿的发展 · 内驱力强力要素的质地的变化，力量和重力之下的被动感
空间发展主题	· 身体动作垂直方向（向上 / 向下）的发展
发展年龄	· 18 — 36 个月
动作发展任务及发展成就	· 内驱力时间要素（快速的 / 缓慢的） · 弧形维度 · "我来啦" · "我走了，我来了" · 越来越意识到身体各部位的关系
典型动作	· 向前 · 脚离地向上跳跃 · 向前跳跃、奔跑、快速行进、跳跃、旋转等 · 使用可用的运动范围进行探索 · 能够理解动作的隐喻
情感 / 身体发展主题	· 通过身体与外界环境及人物的连接，发展控制自我的能力 · 发展运用内驱力时间要素来自我管理
空间发展主题	· 身体动作弧形维度的发展（向前 / 向后）
发展年龄	· 3 — 7 岁

续表

发展年龄	·出生至 3 — 6 个月
动作发展任务及发展成就	·掌握和调整使用所有的内驱力要素（流动／空间／力量／时间） ·探索各要素之间的变化和微妙之处，而不是处于极端的动作特质之中
典型动作	·所有以上的发展历程
情感／身体发展主题	·掌握、探索及开发有着自己特质的动作
空间发展主题	·清晰地呈现动作特质以及通过身体部位参与动作后的自我意识的发展

　　内驱力的观察和评估十分重要，通过评估这些内驱力因素可以评估动作者的内在状态。评估必须在一个情景下做整体的观察，应考虑这个相应的内驱力是否最有效，是否与环境适应。当一个人表现的内驱力因素，不与环境相适应时，与个人表现出有限的内驱力因素的情况相比，同样是不利于个体发展的。拉班认为，所有的内驱力元素及其组合方式都应该被训练和习得，为所有可能的生活情境建立平衡和完全的动作库。如果一个人的动作具备所有的与情境相符的内驱力因素，他才能有效地应对和处理好环境的诸多挑战。通过观察和评估动作者的内驱力，了解人的个性特征，再进行动作干预，整合不同的内驱力要素，整合自我意象与环境相适应，发展潜能。

（四）身体的动态形塑

　　形塑是个体身体与外在环境的关系呈现，身体动作创建了不同的形状，可以分为三个部分：

　　·形塑流

　　·有方向的动作：曲和直

　　·塑形

　　形塑流：身体内在向中心内收与外展而造成型的改变，收缩和扩展，具体是指随着气息的呼入、呼出，身体的形塑发生收、放、扩、缩的变化。人吸气时，横膈膜下沉，胸腔扩张，肚子向前鼓，身形扩展；呼气时，横膈膜上升，胸腔收缩，肚子收缩，身形收缩。在形塑流里，身体没有空间的意图，也没有关注到外部本身，它会在三维（垂直面／水平面／轮面）有收缩和扩展的变化。形塑流可能会在热身阶段被用于感知内驱力自由流。

　　有方向的动作：动作外形发生的轨迹，二维空间的动作，直线的或弧线地描述空间的方向，用于定位、指示、保护或躲闪物体。"这个发展于孩子开始对其外界的环境产生兴趣，并通过自己的身体探索与外界环境的过程，比如开始于通过直线或曲线的路径去寻找"❶。有方向的动作可能会在热身阶段被用于感知内驱力束缚流。

塑形：动作造型，动作让身体的部位或整个身体多维度的变化，以适应人、物或相互适应。塑形涉及水平面、垂直面、轮面的动作。水平面的塑形包括收拢和展开。当孩子抱着心爱的球时，要适应球的形状，呈现收拢、凹陷的身体塑形。当父母伸开双臂拥抱孩子时，呈现展开的身体塑形。垂直面的塑形包括上升与下沉。篮球运动员投篮时，身体和手臂是伸展的、上升的塑形。中国古代的礼仪中，小辈见长辈需下跪或鞠躬，这些都是下沉的身体动作，代表表达谦卑、臣服。轮面的塑形包括前进与后退。前进指整个身体向前弓，不仅是水平面的向前，如小朋友发现了一株绿色的植物，身体向前仔细观看，后退指身体的后撤。

这部分的内容被凯斯滕伯格发展，并看见不同的动作元素的心理意义，将在后面具体呈现。

第二节　凯斯腾伯格动作侧写

朱迪斯·凯斯腾伯格（Judith Kestenberg）是一位精神科医师、精神分析学家，并在拉班和拉姆的理论基础上，将发展的观念带入了动作分析体系并将之应用在舞动治疗领域，使得舞动治疗的实践和动作分析有了崭新的方向。她将拉班动作分析的概念和精神分析理论进行整合，形成了一套具有诊断意义的动作图谱，用以评估心理动作发展，被称为凯斯腾伯格动作侧写（Kestenberg Movement Profile，KMP）。

凯斯腾伯格不仅在原有的拉班动作分析体系进行了扩展，考虑到动作节奏模式的细微变化，同时也考虑了各动作节奏模式、与外在环境人物的关系发展和心理意义。

---

❶ Fernandes，C. The Moving Researcher［M］. HÄFTAD Engelska,2015:199.

凯斯滕伯格动作分析主要有两个体系（A/B）

A1. 肌肉张力流节奏	
·口欲期：吸节奏 / 咬节奏	B1. 双向形塑流
·肛欲期：扭节奏 / 压节奏	·变宽 / 变窄
·性蕾期：流动节奏 / 停节奏	·变长 / 变短
·内生殖期：摇节奏 / 分娩节奏	·变鼓 / 变空
·外生殖期：跳跃节奏 / 喷涌节奏	
·侧面变宽 / 中心变窄	
A2. 肌肉张力流特性	B2. 单项形塑流
·保持的（Even）/ 适应的（Adjustment）	·向下变长 / 向下变短
·高强度（High intensity）/ 低强度（Low Intensity）	·向上变长 / 向上变短
·突兀的（Abrupt）/ 渐变的（Gradual）	·向后变鼓 / 向后变空
	·向前变鼓 / 向前变空
A3. 前内驱力	B3. 方向性动作
·灵活的（Flexibility）/ 导向的（Channeling）	·两侧 / 交叉
·小心翼翼地（Gentleness）/ 闹腾的（Vehemence Or Straining）	·向上 / 向下
·犹豫的（Hesitation）/ 突然的（Suddenness）	·向前 / 向后
A4. 内驱力	B4. 塑形
·空间（直接 / 间接）	·打开 / 闭合
·重力（轻柔 / 强力）	·上升 / 下沉
·时间（缓慢的 / 急速的）	·前进 / 后退

　　A 体系主要指的是个体从胎儿阶段起的发展历程，这是一个不断经历环境的挑战并慢慢演变为更成熟的应对方式的历程：

A1. 肌肉张力流节奏　　　（个体的需要）

A2. 肌肉张力流特性　　　（感受和天生特质）

A3. 前内驱力　　　　　　（学习或防御）

A4. 内驱力　　　　　　　（应对策略）

B 体系主要指的是个体反应和表达的发展历程：

B1. 双向形塑流　　　　　（个体的感受）

B2. 单项形塑流　　　　　（个体对外界环境及人的回应）

B3. 方向性动作　　　　　（建立关系的桥梁）

B4. 塑形　　　　　　　　（与外在环境及人物的复杂关系）

一、肌肉张力流节奏（Tension Flow Rhythms）

肌肉张力流节奏提供了个体发展过程的节奏序列，它有不同的韵律，来回于自由和束缚流动，形成了不同的肌肉张力流节奏。凯斯腾伯格将这些肌肉张力流节奏与人的五个发展阶段对应，这五对肌肉张力流节奏包含了阴柔／阳刚节奏，每一个节奏导入下一个发展阶段。舞动治疗师借助该工具了解来访者心理与动作之间的联系，依次进行诊断与干预。每一个身体部位都可以呈现节奏流，在动作韵律中也可以被清晰的观察到。

KMP 肌肉张力流节奏 ❶

发展阶段	阴柔节奏——主题需要		阳刚节奏——主题需要	
口欲期	吸	滋养	咬	分离
肛欲期	扭	回避	压	独立
性蕾期	流	奔跑	停	中断
内生殖期	摇	孕育	分娩	诞生
外生殖期	跳跃	激情	喷涌	爆发

身体某一部位比如嘴唇或者手指呈现某一节奏，而身体的其他部位可能会呈现一致性的或者不一致的节奏，甚至会出现相冲突的节奏比如吸的节奏和压的节奏。个体的行为特征也不会像理论一样单一，很多个体身上会同时出现两种及以上的节奏。

（一）口欲期：吸和咬

1.吸的节奏

吸的节奏在婴儿5到6个月的时候最常见。这个节奏会伴随个体一生，"这个节奏会在自由流和束缚流之间有规律并且平稳的转换着，不突兀，韵律比较单一就像心跳一样"❷。这是一种共生的节奏。

这样的节奏在孩子和成人身上都会出现，在成人身上经常出现的话可以感受到良好的理解和吸收能力，喜欢美食和新鲜事物，愿意和别人交流并且不怎么评

---

❶ 此表根据 Susanne Bender 著，李微笑译，《动作的身心意义—拉班动作分析》，中德舞动治疗师职业教育第一阶段教学资料整理。

❷ Kestenberg, A. et al. The meaning of movement: Developmental and clinical perspectives of the Kestenberg Movement Profile［J］.Indonesian Mathematical Society Journal on Mathematics Education,1999:28.

判。但是对于成人来说吸的节奏特别常见突出有可能显示了其不独立的状态。

该节奏的动作举例：手拉手轻轻地抚摸；舔冰淇淋。

与吸节奏匹配的音乐举例：

· An Pierle，Snake Song

2. 咬的节奏

在婴儿长牙的过程中出现了咀嚼节奏，口腔是婴儿前几个月快乐的源泉，到了 4 到 9 个月的时候婴儿开始感受长牙的痛苦，咬和吸节奏相似，但是自由流和束缚流的过渡更加清晰明显。这个节奏对身体的边界开始有了更清晰的感知，更多的对自我的定义，这是分离的节奏。经常运用这一节奏的成年人会以批判的态度接受新事物。咬的节奏出现在人际关系中时，让人感觉到区分和分离感，不像吸的节奏让人感觉到融合感。

该节奏的动作举例：跟随钟表的秒针，用手拍大腿，每十五秒拍十二下。

与咬节奏匹配的音乐举例：

· Dr. Alban，Sing Hallelujah

· Buddy Holly，That' ll Be The Day

（二）肛欲期：扭和压

1. 扭的节奏

9 或 10 个月大时，婴儿开始更多地去攀爬并且会摇摇晃晃地在站立起来，他们运用脊柱扭动、翻转身体，在坐与爬之间转换、在大人怀中扭来扭去、从大人腿上扭动到地面上，这种灵活性让孩子的生活里有了更多的玩耍乐趣。"扭的节奏通过自由流的移动，以感受活泼自由在的感觉" ❶。"该节奏使得探索事物本质的行为成为可能。孩子不仅想要知道，一件东西是什么，而且要知道它是怎么得到的，并且试图把所有可能翻得动的东西都翻过来" ❷。以手、脚等身体部位扭动、翻转也是扭动节奏的呈现。经常出现这一节奏的成年人大都灵活、有幽默感、有魅力。人们调情时，与性相关时也会出现这一节奏，拉丁舞充满激情和魅惑，扭动是其主要的节奏。当然这样的节奏出现也会构成矛盾、优柔寡断的心理，当个体与其他人的意见和想法不一致时，扭的节奏出现则可能是

---

❶ Kestenberg L.S, Sossin K.M. The role of movement patterns in development［M］. Dance Notation Bureau Press,1979:33.

❷ Kestenberg, A. et al. The meaning of movement: Developmental and clinical perspectives of the Kestenberg Movement Profile［J］.Indonesian Mathematical Society Journal on Mathematics Education,1999:37.

回避冲突的一种表现。

该节奏的动作举例：手转动笔、把头发放在手指上环绕。

与扭节奏匹配的音乐举例：

·Jim Tomlinson，If You Never Come To Me

2.压节奏

十八个月至两岁时，孩子开始喜欢举起、搬动重物，完成后充满自豪感，孩子以这种方式感知、呈现自己的力量。压的节奏是有一定的强度，持续一段时间的紧绷、保持一个张力度、然后突兀的松下。体验到更多的稳定以及垂直面维度使用。凯斯腾伯格认为长时间保持这种节奏，有利于培养孩子的专注度，"强力的内驱力得到发展、内部秩序感、工作的乐趣、自豪感和生产力在这一阶段被体验到"❶。经常呈现压节奏的个体可能具有较强的自我保护意识、顽固、意愿强烈、要求秩序等特点，他们不愿意被打断、坚持自己的原则、判断和理念，能很好地保守秘密。按压是独立的节奏。但该节奏过度显著时个体则会表现出固执，一味坚持自己的立场，缺乏扭节奏的灵活，也是自我意识发展不充分的体现，只有扭动和按压节奏整合，个体才会发展出真正的自主。

该节奏的动作举例：双唇紧闭、双手紧握互相按压或按压皮球等。

与扭节奏匹配的音乐举例：

·Karl Jenkins，Allegrettango

·Five NBA 版：We Will Rock You

（三）性蕾期：流和停

1.流节奏

两岁之后，孩子们已经可以轻松的走路，出现更多的轮面动作。流节奏是自由流动，他们开始喜欢没有控制的自由跑动，一直跑没有停止是他们的常态，快跑然后失去控制甚至摔倒让他们乐趣无穷，他们还不能很好的控制停止跑动，跑动是无目的的，感觉就像液体一样，可以一直溢出，在床上突然摔倒是他们百玩不厌的游戏。流节奏可以让人感受到自由的、随意漫步的、有创造性。流的节奏在个体中显著会表现说话没有停顿，一般而言，他们自制力和自控力不强，太过松弛、拖延，做事情的时间性和框架性不强，思考问题时天马行空，没有方向，思维跳跃，也会沉溺在自己的世界中。

---

❶ Kestenberg, A. et al. The meaning of movement: Developmental and clinical perspectives of the Kestenberg Movement Profile［J］.Indonesian Mathematical Society Journal on Mathematics Education,1999:40.

该节奏的动作举例：冥想。

与流节奏匹配的音乐举例：

·James Horner，The Ludlows

·杨春林，幽艳冷香

2.停节奏

两岁半左右时，幼儿对于开始跑动和停止有了更多的控制性，可以很好地完成序列的活动，在这个阶段，孩子可以有意识地终止一个动作的进行。这时的孩子开始喜欢选择要哪种颜色的画笔或者是要玩什么样的游戏，会比较喜欢跑 – 停的游戏，扮演消防员使用软管灭火等，做选择和决定对于他们来说变得重要。停节奏具有短、尖锐、突兀的特征，停节奏与咬节奏类似的地方是低强度，多出来的特征是突兀。停的节奏可以提升自我控制的能力。当在成人身上显著出现"停节奏时"，该个体可能表现出不耐烦或竞争心态。开始或结束一段关系、一件事情时需要停节奏。该节奏有助于让一个任务分成不同阶段，有序完成。

在流节奏与停节奏中个体不断练习的内驱力是时间。凯斯腾伯格认为人们的自我意识在成功启动、实施、完成一件事的过程中成长。

该节奏的动作举例：游戏"一二三，木头人"。

与停节奏匹配的音乐举例：

·David Shire，Ode To The Sun

·安德松，火光

（四）内生殖期：摇和分娩

1.摇节奏

三岁以后，这意味着曾经的小婴儿和蹒跚学步的孩子开始成为真正的男孩或者女孩，他们有时会想回归到婴儿的状态吸吮自己的手指，但有时又会变得成熟像他们的父母及朋友们。"这是一个非常重要的阶段，这为孩子在回归和成长的过程中提供了一个修复早期阶段出现的问题"的机会❶。

这一节奏与吸有相似之处，此阶段，孩子开始对自己的身体更有兴趣，喜欢进入被窝等"洞穴"里把自己藏起来，或者喜欢玩"过家家"游戏扮演爸爸妈妈或婴儿的角色。孩子需要不被打扰的做自己喜欢的事情，以发展出内在的

---

❶ Kestenberg, A. et al. The meaning of movement: Developmental and clinical perspectives of the Kestenberg Movement Profile［J］.Indonesian Mathematical Society Journal on Mathematics Education,1999:45.

自主性。摇是孕育的节奏成人在酝酿想法、做决定进行权衡和思考的时候会出现这种节奏。

该节奏的动作举例：妈妈用手臂环绕抱着婴儿在左右摇摆哄孩子睡觉

与摇节奏匹配的音乐举例：

· Kenny. G，Brahms Lullaby

· Louis Armstrong，What A Wonderful World

2. 分娩节奏

三岁半到四岁左右，会看见孩子短暂的该节奏出现。女人生孩子的时候也会出现这种节奏，张力逐渐增强、保持长时间的按压和挤压，之后张力逐渐消失。这一节奏的特征是分娩的节奏，这一节奏在生活中不多见。当个体需要完成一篇论文或者编舞的时候会呈现这一节奏，人们需要经过高强度、长时间的努力"生产"出一项成果，享受最后的成就感。

该节奏的动作举例：孕妇生孩子的整个过程。

与分娩节奏匹配的音乐举例：

· James Horner，Scorched Earth

（五）外生殖期：跳跃（Og）和喷涌（Ogs）

1. 跳跃节奏

四岁以后，儿童的世界再次转向外界，运动技能大大发展，他们在蹦跳中不断探索世界，有时动作看起来像一个弹球。"儿童喜欢表演展示，为自己做的感到骄傲和自豪，希望被看到，而且动作充满活力和效率。"❶。

跳跃是激情的节奏，经常呈现这一节奏的成年人喜欢展示自己，他们能迅速地抓住机会行动，也能迅速退出，很有热情和积极性，但是需要给予他们引导和组织，他们才能完成任务。❷他们喜欢足球、啤酒节等狂欢活动并通过这种热烈的方式感受生命。

该节奏的动作举例：演说家面对几千人正在激情四射地演讲。

与跳跃节奏匹配的音乐举例：

· Girls Aloud，Jump（For My Love）

---

❶ Kestenberg, A. et al. The meaning of movement: Developmental and clinical perspectives of the Kestenberg Movement Profile［J］.Indonesian Mathematical Society Journal on Mathematics Education,1999:50.

❷ 中德舞动治疗师职业教育第二阶段教材，第36页。

2. 喷涌节奏

五岁之后，孩子的动作开始变得目标更明确、积极和专注，跳跃节奏进一步升级为喷涌节奏，这个节奏与垂直面和轮面相关，就像火箭前进的轨迹一样。该节奏更促进了专注和清晰目标等能力的发展，同时这也是所有节奏里最具有攻击性的，多见于猛烈地击打、撞击。呈现出突兀的增加和减弱、过度剧烈、高强度，在自由流和束缚流中转换的特征。[1]喷涌是爆发的节奏。偏好这一节奏的人以高强度追逐目标，非常有干劲，他们不太考虑其他人，憎恨无聊。在暴力行为中也会观察到这个节奏。

该节奏的动作举例：猛烈地敲打桌子，在观看球赛时突然从椅子上一跃而起。

与喷涌节奏匹配的音乐举例：

· Billy Idol，Mony Mony

（六）单一或者混合节奏

个体会在不同环境和阶段呈现出一种或者多种节奏，当个体不断重复某一节奏时，这可能意味着个体在这个节奏发展阶段时并不顺利，也可能反映了个体的性格特征。混合节奏的出现可能意味着个体在根据不同的环境需要进行节奏的转换和组合，以更好地适应环境。

单一的节奏及其相关作用、心理需要 [2]

时间 / 阶段		节奏	生物学作用	其他作用	心理需要
第一年	口欲期	吸	吸吮	抚慰的，共生	滋养
		咬	咀嚼，猛咬	拍打，区分	分离
第二年	肛欲期	扭	被动排便	爬行，混乱的，相互依偎，戏弄	回避
		压	主动排便	攀爬，坚持，站立，扔，创建规则	独立
第三年	性蕾期	流	被动排尿	放松，持续地跑，梦幻的	奔跑
		停	主动排尿	停止，开始，竞争，突进，打断	中断
第四年	内生殖期	摇	培育	整合，创造爱抚，挑剔	孕育
		分娩	生育	新想法的诞生，内化	诞生

---

[1] 中德舞动治疗师职业教育第二阶段教材，第36页。

[2] Kestenberg, A. et al. The meaning of movement: Developmental and clinical perspectives of the Kestenberg Movement Profile［J］.Indonesian Mathematical Society Journal on Mathematics Education,1999:54.

续表

时间／阶段	节奏	生物学作用	其他作用	心理需要
第五年　外生殖期	跳跃	性兴奋	展示，外化	激情
	喷涌	性渗透	攻击，贯穿穿透	爆发

（七）肌肉张力流节奏在舞动治疗中的应用

各个节奏的均衡发展与心理主题的整合有关，舞动治疗并不是以锻炼和发展不足的节奏为目标，而是借由节奏连接身心各个层面，帮助个体达成内在的整合。

口欲期节奏的动作简单、在一段时间内不断重复，让人觉得安全，能满足来访者安全感的需求。在团体中成员手拉手，并伴随抚摸的动作，这则是吸的节奏。在个案中，舞动治疗师可以用简单节奏的流行音乐一起满足个案被滋养和被看见的需要，镜像则是非常基础的方式之一。在过程中要敏锐地观察个案什么时候开始出现咬节奏，此时则需要引入分离，与来访者拉远距离，让来访者体验到分离是被允许的。如果个案经常呈现咬节奏，有可能与他这一成长阶段被干扰有关，或者是困难释放内在，或者是进入内在很困难。依赖型人格可能会出现大量的吸节奏。进食障碍在吸和咬节奏这一阶段发展受损，厌食症患者害怕此阶段的过分依赖和无助的感觉，因此坚决对抗口欲节奏的低强度、放松和宁静，非常压抑、控制情绪的流淌。

肛欲期节奏是自体发展的重要阶段，在舞动过程中，扭节奏可能会传递性的信息或者回避的信息，舞动治疗师需要不断地去觉察，事实上扭的节奏也可以帮助女性处理性别认同的议题。当扭节奏出现时，让来访者看到并回归地板动作则有助于整合该节奏。压节奏也常是无意识的，舞动治疗师可以借助皮球等道具外化该节奏，同时也可以让来访者做按或推的动作。当来访者出现压节奏时，舞动治疗师则需要注意避免镜像，镜像是一种共生状态的呈现，而压节奏则是独立议题的呈现，在此过程中舞动治疗师需要给予来访者一定的个人独立空间。

性蕾期中流节奏可以以丝巾等道具辅助进行，如果来访者固化在流节奏中，可能会在一定程度上脱离现实。在工作过程中流节奏显著则会有缺乏组织、结构和目标的感觉，来访者与舞动治疗师也容易失去连接。中断节奏的练习可以提升决策力。强迫思维和强迫行为是发展过程停滞在流节奏，不断地想不断地做，无法进入停节奏，失眠也缺乏停的节奏。过多流或停节奏也可能与创伤应激障碍有关。舞动治疗可以引导来访者不断体验流和停两个节奏的平衡。

内生殖期节奏意味着很多内在的探索，摇的节奏是疗愈的节奏，舞动治疗师要有足够的耐心去抱持这一过程，随时注意自己想要去接触或打扰处于此节奏中的来访者的行为和反移情，这节奏可以有较好的修复早期发展中受到的负面体验的作用。分娩节奏意味着需要很多的努力，当来访者出现该节奏时，舞动治疗师需要给予其足够的安全、保护和支持。如果是团体工作，一个成员有很深的内在过程，其他人可以围成一个紧密的圈，容纳这一充满情绪和力量的过程，这一过程不能着急，要有充分的时间去完成。

外生殖节奏是高强度的，要有足够的组织和结构完成，否则有些来访者或者团体成员可能会觉得恐惧、有威胁，太有攻击性。团体可以在圆圈中进行切斯技法，找到共同的节奏，然后在后期的干预中慢慢地整合停的节奏，可以随时喊停，增强控制感，降低威胁性。在舞动治疗过程中可以以对抗的方式呈现这一节奏，可以借助枕头、棍子等道具进行。对于舞动治疗师来说要随时觉察对该节奏的反移情，当自己不擅长或恐惧该节奏，则会失去与整个团体或者来访者的连接，很难真正理解他们。

二、肌肉张力流特性（Tension Flow Attributes）

肌肉张力流特性是人们运用肌肉的习惯，在个体表达情感、个人特质等方面有着极其重要的作用。肌肉张力流特性反映出个人天生的气质。在被研究的动作质感中，肌肉张力流特性最为稳定，一出生就有，延续至成年，具有内在一致性。所以，在一定程度上，肌肉张力特征也是"我是谁"在动作层面的显现和表征。肌肉张力流特性与生俱来，但会因为发展阶段、环境和个人偏好呈现出不同的特性。在个体身上也会有可能观察到与个体稳定显著的特性完全相违背的张力流特性，它影响了情绪的表达和控制调节。肌肉张力流特性也与"我是谁""我真实样子是怎样的"心理议题相关。主要包括三组六个种类：

· 保持的（Even）/适应的（Adjustment）

· 高强度（High Intensity）/低强度（Low Intensity）

· 突兀的（Abrupt）/渐变的（Gradual）

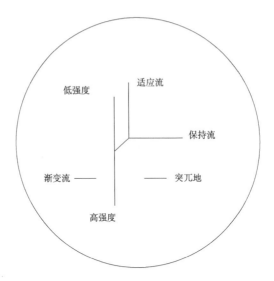

肌肉张力流特性图谱

（一）肌肉张力流特性的基本内容

·保持流和适应流在个体成长的第一年较常见

·低强度和高强度在个体成长的第二年较常见

·渐变流和突兀的在个体成长的第三年较常见

所有的特性从出生就会存在，但是它们出现的频率会取决于不同的发展水平阶段、环境及其个人喜好、气质等。

1. 保持流

图谱：

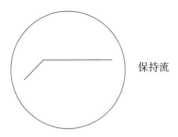

保持流可以帮助个体维持某一种情绪状态，起到专注、支持的作用，咬的节奏里存在短时间的保持流，"保持流也被认为具有战斗属性，它是个体在面对令人沮丧的刺激物时也会不屈不挠的反应基础，代表着一种无论面临怎样的干

扰都有的坚持和专注"❶。

　　主要呈现保持流的个体会给人一种稳定并处事不惊的感觉，但也会形成缺乏转换灵活性的印象。保持流与自由流结合，会使一个人看上去轻松、平静、沉着。保持流与束缚流结合，是在平稳中有控制。

　　2.适应流

　　图谱：

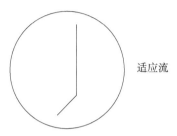

适应流

　　适应流呈现了个体在不同情绪、感觉和态度之间的转化和创造。扭的节奏则是适应流。包含肌肉张力上的调整和反应，虽然不稳定，但很灵活。在生命的头一年，婴儿被抱在怀中，为了更舒服，母亲和婴儿都会不断地进行位置、力度或动作上的调整。适应流显著的个体可能有较强的适应力和充满有趣的行为。适应流与自由流相结合，一个人呈现出较高的配合性，通达人情世故、很圆融，适应流与束缚流结合的人也会根据情境进行调整，但谨慎。

　　3.高强度

　　图谱：

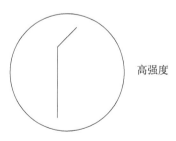

高强度

　　高强度是关于肌肉的极度束缚或极度自由的状态。婴儿在成长过程中，运用高强度抬头，运用手与脚的高强度按压坐起来、站起来。压、分娩、跳跃和喷涌的节奏都具有高强度的特性。高强度的个体一般情感浓烈并愿意表达，生

❶ Kestenberg, A. et al. The meaning of movement: Developmental and clinical perspectives of the Kestenberg Movement Profile［J］.Indonesian Mathematical Society Journal on Mathematics Education,1999:65.

命中充满了跌宕起伏的情感色彩。高强度与束缚流结合，例如，一个非常愤怒但愤怒没有爆发出来的人，眼睛、嘴唇、拳头等浑身肌肉紧绷，很多的能量蓄积在身体内；高强度与自由流结合，动作非常狂野、没有控制，呈现出一定的危险性；一个人在暴怒之下将蓄积的能量释放，失控地说狠话、扔东西。

4. 低强度

图谱：

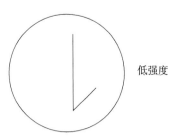

低强度

低强度是关于肌肉张力较低的状态。在温和、含蓄、害羞的行为中会观察到低强度，但是低强度并不代表内在没有强烈的情感。吸、咬、扭、流和摇节奏多数都是低强度。低强度与自由流结合会有一种温和、放松的感觉。低强度与束缚流结合产生一种拘谨和谨慎的动作感觉。

5. 渐变流

图谱：

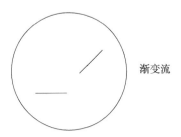

渐变流

渐变是指肌肉张力流逐渐的变化。流、摇和分娩的节奏中会观察到渐变的特性。该特性显著个体会呈现一种循序的积聚或减少情感，需要很长时间进入或走出一种情绪，渐变是指从一个活动、思考、情绪到另一个中间有衔接、有过渡。这样的特性无论和束缚流或自由流结合，都可感受到逐渐变化的过程。

6. 突兀的

图谱：

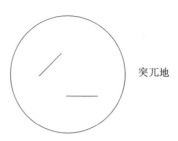

突兀地

突兀是指快速地改变肌肉张力强度。压、停、跳跃和喷涌的节奏则会观察到突兀的特性。该特性中间没有过渡，快速转换。突兀与高强度结合，突兀的束缚有可能会表现出暴躁的情绪表达、易怒、不耐烦或警觉等，突兀的自由流则有可能会表现出轻佻或昏厥等。突兀特性显著的个体，大都不圆滑，出人意料、做出惊人之举。

肌肉张力流特性和肌肉张力流节奏的关系 ❶

阶段	肌肉张力流节奏	肌肉张力流特性
口欲期	吸	低强度
	咬	低强度 / 保持流
肛欲期	扭	低强度 / 适应流
	压	高强度 / 突兀的
性蕾期	流	低强度 / 渐变流
	停	突兀的
内生殖期	摇	低强度 / 渐变流
	分娩	高强度 / 渐变流
外生殖期	跳跃	高强度 / 突兀的
	喷涌	高强度 / 突兀的

（二）肌肉张力流特性在应用中的要点

作为舞动治疗师，先要从了解、观察自己的肌肉张力流特性开始，动作没有好坏之分，每一种都是资源，都在满足人的需要，但是每个人对于肌肉张力流特性会有自己的偏好，对此，要有足够的不带评判的觉察，否则就会对与来访者及其团体成员工作的过程产生不良影响。

---

❶ 根据中德舞动治疗师职业教育第二阶段教材整理。

在人的发展过程中个体天生的特性有时会被压抑或掩埋，在动作层面偏离了真正的自己，舞动治疗的工作中可以引导个体重新看见真实的自我，有效利用自身的内在资源。当个体肌肉张力流特性与外界环境或人物不匹配或无法灵活应对时，个体则有可能产生一系列不舒适的感受。这可以帮助舞动治疗师更好的理解个体的人际互动与关系。

舞动治疗师对自身的肌肉张力流特性对于人际互动有可能产生的影响要很清晰。如果舞动治疗师是一个高强度的人，则会有可能低估低强度人的情绪状态，会忽略低声哭泣和小小抱怨背后的情感力量，反之，如果舞动治疗师是低强度的人，则可能会高估高强度人的状态，也许你认为来访者的情感表达足够了，而对方并没有觉得足够。在带领者带团体时，询问团体成员谁有疑问，如果带领者是一个具有突兀特性的人，可能只会等待很短的时间便会进入下一环节，而具有渐变特性的成员可能才刚刚准备好想要发言。作为舞动治疗师要觉察自身特性对关系的影响以及对来访者的反移情。

以肌肉张力流特性镜像来访者，则会让对方感受到自己被看到、被接受。否则，一个人会在内心的底层感受到"我做错了""没人懂我"。肌肉张力流特征镜像是指以同样的肌肉张力流特征与对方互动，动作不同，但是内在的动作质感相同。在治疗与咨询过程中，有时舞动治疗师不需要完全镜像来访者的所有动作，但要觉察、镜像对方的肌肉张力流特性，在动觉上镜像、共情和接纳对方，这是所有咨访关系产生疗愈效果的重要起点和基础，是舞动治疗师应具备的基本素养。

4.肌肉张力流特性可以在不同领域的舞动应用

在压力管理领域，从肌肉张力流特性的视角，压力的产生来源于肌肉张力流特性与人、环境的不匹配。一个具有渐变张力流特征的人如果在工作中总是需要快速做决定，就会有压力；一个保持流的人总是有很多突如其来的工作安排或变动，就会很抓狂；一个具有适应流的图书管理员或者财务管理员会觉得深陷在重复性工作的泥潭中。

三、前内驱力（Pre-Effect）和内驱力

在拉班的工作基础之上，凯斯腾伯格和她的同事们在观察中发现个体有时处在为空间／重力／时间这三个内驱力要素努力和学习的动作状态，并且称呼它

们为前内驱力（North，1972）❶。也就是说前内驱力是内驱力发展的前兆效应。在不断地发展和研究过程中发现前内驱力事实上是个体一种自动的防御机制或学习风格，当个体以前内驱力作为防御机制时便会阻碍个体的学习。总之，前内驱力有三个重要的作用：发展过程，学习或者尝试，内在冲动的防御。KMP体系中将前内驱力分成了三组六对：

· 灵活的（Flexibility）/ 导向的（Channeling）
· 小心翼翼地（Gentleness）/ 闹腾的（Vehemence Or Straining）
· 犹豫的（Hesitation）/ 突然的（Suddenness）

前内驱力和内驱力

发展的时间	前内驱力	对应的内驱力	个体内在参与
3—12 月	灵活的 / 导向的	空间	注意力
9—24 个月	小心翼翼 / 闹腾的	重力	意图
18—36 个月	犹豫的 / 突然的	时间	决策

前内驱力的学习和防御 ❷

前内驱力	学习	防御
灵活的	探索，寻找	逃避
导向的	集中，琢磨	阻隔
小心翼翼	轻松	看起来友好的
闹腾的	投入	防守攻击
犹豫的	考虑，中止	拖延懒散的
突然的	有洞察力的	急于避免的

肌肉张力流特性、前内驱力及内驱力的发展关系 ❸

肌肉张力流特性	前内驱力	内驱力
流动的调整	灵活的	间接
保持流	导向的	直接

---

❶ Kestenberg, A. et al. The meaning of movement: Developmental and clinical perspectives of the Kestenberg Movement Profile［J］.Indonesian Mathematical Society Journal on Mathematics Education,1999:16.

❷ Kestenberg，A. et al. The meaning of movement 整理

❸ Kestenberg, A. et al. The meaning of movement: Developmental and clinical perspectives of the Kestenberg Movement Profile［J］.Indonesian Mathematical Society Journal on Mathematics Education,1999: 77.

肌肉张力流特性	前内驱力	内驱力
低强度	小心翼翼	轻柔
高强度	阄腾的	强力
渐变的	犹豫的	缓慢
突兀的	突然的	急速

四、塑形

KMP 的塑形内容是在拉班体系的基础上进行的拓展，更多地整合了个体发展过程中的心理意义和感受。该部分包括了：

·形塑流

·方向性动作

·塑形

塑形是三个部分中最复杂的，也是在形塑流和方向性动作基础上发展的。

（一）形塑流

形塑流有两个基本维度，即扩展和收缩，当个体感觉舒服时会呈现扩展形塑流，当感觉不舒服时则会呈现收缩的形塑流。形塑流包括了：

·双向形塑流　　　　　　　　（与个体的感受相关）

·单向形塑流　　　　　　　　（与个体对外界环境及人的回应相关）

1. 双向形塑流

指个体在水平、垂直和轮面三个维度上呈现的舒适与否的状态感受。个体第一年会出现水平面的扩展和收缩，第二年会出现垂直面的扩展和收缩，第三年则增加了轮面的扩展和收缩。

维度	扩展	收缩
水平面	变宽	变窄
垂直面	变长	变短
轮面	变鼓	变空

在面对来访者时，舞动治疗师对来访者双向形塑流变化的捕捉和镜像可以帮助建立良好的信任关系。温尼科特（1965）提出为婴儿提供一个抱持的环境，给予婴儿良好的回应，是个体早期在水平面建立扩展和收缩动态平衡的重

要外在支持，是个体与外在建立信任关系的基础。如果个体过度扩展则可能是他在寻求外在的信任支持而没有聚焦自己真实的感受。在垂直面中，固着在变短的形塑流形态中则呈现了自卑和自我怀疑的状态。轮面的变鼓会让人感受到充分的满足感和完整感，变空则完全相反，在饮食障碍的来访者中多会观察到变空的形塑流。

"当一个孩子长期感受到不舒服，她/他就会失去对外在环境的信任，并形成固着在收缩的身体状态中"[1]。长期的身体疾病也会导致双向形塑流收缩的身体状态（Sossin and Loman，1992）。

2.单向形塑流

指个体对外界环境及人物的回应，对于个体而言，当出现特定的外在刺激物时，如果该刺激物让个体感觉舒服个体则会靠近，不舒服则会远离。

心理意义	刺激物位置/维度变化				
	刺激物在两侧	刺激物在下方	刺激物在上方	刺激物在前方	刺激物在后方
舒服的，朝向我喜欢的	侧面变宽	向下变长	向上变长	向后变鼓	向前变鼓
不舒服的，远离我不喜欢的	中心变窄	向下变短	向上变短	向后变空	向前变空

单向形塑流对于个体来说是防守的基础，同时也为方向性动作的发展提供了基础。"它的意义表现在以下三个方面。

·它标识了个体对刺激物的感觉是被吸引的还是被排斥的

·它有助于个体定义不同方向的物体哪些是喜欢的

·它有助于个体定义身体的哪些部位是需要保护的"[2]

（二）方向性动作

包括：

·水平维度：两侧/交叉

·垂直维度：向上/向下

·轮面维度：向前/向后

---

[1] Kestenberg .J.S. The flow of empathy and trust between mother and child［M］// E.J. Anthony,G.H. Pollock（Eds.）.Parental influence in health and disease. Little, Brown and Co.,1985:44.

[2] Kestenberg, A. et al. The meaning of movement: Developmental and clinical perspectives of the Kestenberg Movement Profile［J］.Indonesian Mathematical Society Journal on Mathematics Education,1999:136.

两侧 / 向上 / 向前都是开放的身体形塑，而交叉 / 向下 / 向后则是闭合的身体形塑。

根据凯斯腾伯格对方向性动作的研究发现其主要功能包括：

· 定位空间中的物体或者人物

· 用来建立边界，防范他人或物体

· 建立空间中人际关系的连接

· 促进个体抽象思维和语言的发展

· 促进动作句子的形成和发展

个体在发展中遇到危险或不舒服的人或物时，如果只停留在形塑流的变化中，则不利于个体的自我保护。而方向性动作的顺利发展和恰当使用则非常重要。很多受到侵害的来访者多见形塑流的变化，而缺少方向性动作，这也容易不断强化受侵害的来访者"受害者"的身份。

（三）塑形

塑形为复杂的关系和关系的意义创造了一个具体的结构，比如当使用方向性动作时，个体可以指向另一个人，而塑形则可以呈现出个体将另一个人揽入怀中并拥抱的动作过程（Loman and Foley，1996）。在塑形过程中，动作带领着身体局部或者整体在多维度上发生变化以适应外在的物体 / 人或者相互的适应。

包括三个维度塑形：

· 水平面的塑形：打开 / 闭合

· 垂直面的塑形：上升 / 下沉

· 轮面的塑形：前进 / 后退

方向性动作和塑形的发展对应关系

维度	方向性动作	塑形
水平面	两侧	打开
水平面	交叉	闭合
垂直面	向上	上升
垂直面	向下	下沉
轮面	向前	前进
轮面	向后	后退

水平面闭合塑形是一个关闭的塑形，促进了收集和统一，但是如果个体闭

合很显著也显示了个体的占有欲和排他性。闭合塑形与直接内驱力相匹配，这两个的组合则支持了个体在空间里的探索、整合和归纳，让个体在一段关系中更聚焦。打开是一个开放的塑形，促进了全局的探索，看见更多的可能性，同时在关系中也意味着更多的分享与暴露。打开的塑形与间接内驱力相匹配，这两个的组合有助于个体参与更丰富多样的环境之中，进行概括等。

垂直面下沉塑形是一个关闭的塑形，促进了合作和评估。当然下沉也会被用来表达痛苦和臣服。下沉与强力内驱力相匹配，这两个组合有助于个体评估和寻求深入了解，同时也有着对抗等意义。上升塑形是开放的塑形，促进了个体的展示和面对，并且是鼓舞人心的。上升与轻柔内驱力相匹配，如果个体动作上升但是不轻柔的话则呈现出个体发展的不平衡。

轮面的后退是关闭的塑形，促进了个体从某个不舒服的情境中撤出，给他人一定的空间并给予自己足够的反思时间，预测计划行动的进程等。后退与缓慢内驱力相匹配，通常被用来逃避麻烦或者危险的关系，也会促进个体在过往经验的基础做决定和计划。前进是开放的塑形，促进了启动和冒险，在新的情境中去主动开放的接触等。前进与急速内驱力相匹配，促进设立目标和行动，但也意味着个体很少会考虑到新环境及新关系中潜在的危险和问题。

各维度的塑形意义并不局限于上述内容，同时这些塑形有匹配的内驱力自然就有不匹配的内驱力，作为舞动治疗师需要不断的观察和捕捉来访者的动作变化并去理解他们呈现的心理意义。

附录 动作分析元素图谱汇总

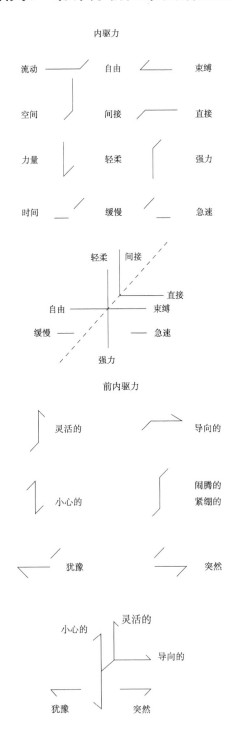

肌肉张力流特性

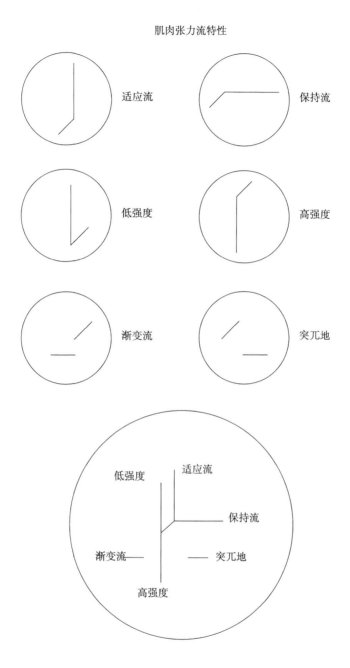

肌肉张力流节奏

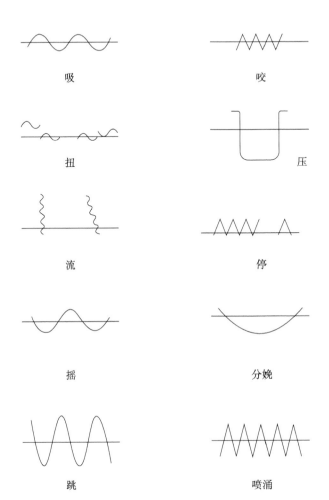

吸   咬

扭   压

流   停

摇   分娩

跳   喷涌

形塑流

双向形塑流

变宽　　　　　　　　　　　　变窄

变长　　　　　　　　　　　　变短

变鼓　　　　　　　　　　　　变空

单向形塑流

侧向变宽　　　　　　　　　　中心变窄

向下变长　　　　　　　　　　向下变短

向上变长　　　　　　　　　　向上变短

向后变鼓　　　　　　　　　　向后变空

侧向变宽　　　　　　　　　　向前变空

有方向性的动作

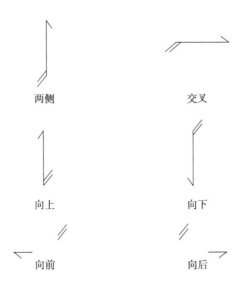

两侧　　　　　　　交叉

向上　　　　　　　向下

向前　　　　　　　向后

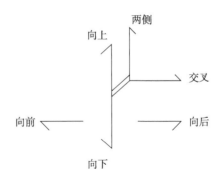

向上　两侧

向前　　　　交叉

向后

向下

塑形

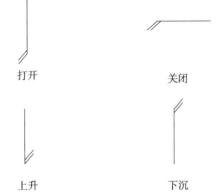

打开　　　　　　　关闭

上升　　　　　　　下沉

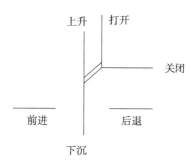

第三章　切斯技法

切斯在与来访者的互动中坚信，动作经验瓦解了语言的障碍和防御，通过这种形式，切斯将来访者从精神病带来的孤独中拉出来。

第一节　切斯生平

玛丽安·切斯（1896 年 10 月 31 日—1970 年 7 月 19 日）是现代舞动治疗的奠基人之一，被称为"舞动治疗之母"。她创造性的将舞蹈动作运用到对精神病人的疗愈上，在舞动治疗师的培养方面做出了杰出的贡献。

切斯出生在美国罗德岛州的普罗维登斯（Providence），1916 年秋，在父母的鼓励下进入彭布罗克学院（Pembroke College）学习。在一次潜水事故中，切斯后背受伤，书写和绘画都会引起疼痛，医生建议她通过舞蹈课程恢复和强健背部肌肉。后来她随家人搬到华盛顿地区居住，并在可可然艺术学校（Corcoran School of Art）学习，她被舞蹈的艺术形式所吸引，并将全部精力投入其中。舞蹈成为切斯主要的"交流方式"。

1923 年夏天，切斯决定进入纽约的丹尼斯肖恩舞蹈学校（Denis Hawn School of Dance）学习，在这所由现代舞先驱圣·丹尼斯（Saint Denis）和泰德·肖恩（Ted Shawn）夫妇创办的学校里，她学习现代舞和编舞并在其舞蹈团参加演出。由此她大大拓展了舞蹈方面的学习，并发展了自己的运动哲学。

1924 年 7 月 29 日，切斯嫁给了同为丹尼斯肖恩舞蹈团舞者的李斯特·谢弗（Lester Shafer）。不久，因为有机会参加歌舞表演，他们离开了纽约，在那个时代，舞蹈演员是受欢迎的表演者。一年后，切斯夫妇迎来了他们的女儿，为方便家里人照顾孩子，他们回到华盛顿表演并教授舞蹈。1927—1930 年，他们再次回到纽约加入丹尼斯肖恩舞蹈学校，成为前卫艺术家之一。

切斯的丈夫李斯特·谢弗一直在纽约丹尼斯肖恩的表演团队中，后来他因个人和经济的原因独自离开，并于 1938 年与切斯离婚。后来切斯开始在社会机构中教儿童和青少年舞蹈，此时她的工作开始有了新的方向。她好奇，人们并不想成为舞蹈表演者，为什么还要来学习舞蹈。通过细致的观察这些来学习的人，切斯对动作的教授更加切合他们的需求，她把课程焦点放到了个人的舞蹈表达而不是舞蹈技巧。

作为一位与众不同的舞蹈教授者，她的名声传播很快，不久就有儿科医生和精神科医生介绍他们的病人到切斯的课堂上来。1942 年，她被邀请到圣伊丽莎白医院（St. Elizabeth）参与工作，这是一所联邦精神病医院，在"二战"中遭受心理创伤的人充满病房。在那个时代还缺少治疗精神病的有效药物，对各种新的治疗尝试都是开放的，尤其是团体治疗。这是舞蹈被首次以沟通为目的来使用，并成为新的精神健康治疗方式：舞动治疗（Dance/Movement Therapy）。1947 年，切斯成为第一个全职舞动治疗师。

因为她在心理剧和精神病学方面的学习，使得她结识了弗里达·弗洛姆—莱希曼医生（Dr. Frieda Fromm-Reichmann），一位精神病治疗领域的领导者，在美国马里兰州（Maryland）罗克维尔（Rockville）的 Chestnut Lodge 私人精神病医院工作。1946 年切斯被邀请到 Chestnut Lodge 讲课，并得到了在那里工作的机会。

切斯继续在她的工作室教学、编舞并同时经营着她的舞蹈公司，直到 1950 年初，她决定全身心地投入新工作中去。带着舞动治疗的使命，切斯女士开始写文章、开工作坊和教学，在纽约的海龟湾音乐学校（The Turtle Bay Music School），她开设了为期三周的舞动课程。也因此，她受到圣伊丽莎白（St. Elizabeth）医院的邀请，在那里培训了很多工作人员。

对于切斯来说，工作即生活。虽然她也担心她的工作被误解，但她最终推动了美国舞动治疗协会（American Dance Therapy Association）的发展，并在 1966—1968 年担任了协会主席。后来，为了表达对切斯促进舞动治疗发展重要贡献的敬意，人们建立了玛丽安·切斯纪念基金 ❶（The Marian Chace Memorial Fund）。该基金旨在促进舞动治疗的探索与发展，并提供相关奖学金。

切斯继续在圣伊丽莎白医院工作，将舞蹈作为治疗和沟通的方法，直到 1966 年 10 月 31 日她退休。她在 Chestnut Lodge 做全职工作直到 74 岁离世。玛丽安·切斯是专业舞动治疗领域的开创者，发展了舞动应用于临床实践的基础

---

❶　玛丽安·切斯纪念基金（The Marian Chace Memorial Fund）：现在的玛丽安·切斯基金（The Marian Chace Foundation）.

理论以帮助那些受过严重心理伤害的人。

切斯认为舞蹈是一种治疗形式。可以整合到个体的人格发展中，从她的个人经验中，她探索那些促使精神疾病发生基本转化的原理。她认为舞蹈是人类寻求沟通和互相理解的桥梁，并有能力通过动作中的交流来回应他人的困惑与孤独。

切斯对来访者报以尊重与同情，她相信在动作中身体和身体的经验会为他们的认知引领道路。切斯将这些观点发展成为舞动治疗的基本理论，并分享和教授给他人。

切斯发展的重要理念之一：身体的紧张和变形是对创伤经历的反应。无论如何，在变化和对变化的准备之间存在着联系，只有当来访者做好准备，变化对他才有意义，才能够引起其身体意象的改变。她意识到动作是无意识的象征性表达，无意识的反射和构建通过动作表达出来，借此病人开始体验到自己的感受并探索新的可能性。她领会到如何把言语和非言语的信息整合到人与人之间沟通的过程中，并且把动作共情作为治疗的基础手段。

尽管这些理念和方法此后被别人详细诠释、修改以适用于不同的问题。然而，切斯对舞动治疗的远见和她发展出的概念，仍然作为舞动治疗实践的核心原则被保留了下来。❶

第二节　切斯技法的核心理论

切斯受到美国新精神分析学派代表人物之一哈里·斯塔克·沙利文（Harry Stack Sullivan，1892—1949）的影响，沙利文认为孤独是人类最痛苦的心理经验，精神问题的出现是因为个体在人际关系上出现了障碍，因而造成焦虑，演变成了整个经验世界的破裂。他发展出了一种基于人际关系的精神病学理论，强调每个患者都是值得尊重的独特个体，都具有发展和经营真诚人际关系的能力。受沙利文的影响切斯认为"舞蹈即沟通，而沟通是人类最基本的需要"❷。她设想舞动治疗作为一种治疗关系的方式，干预方式是对患者的动作模式做出回应。治疗师通过他们自己的动作感受、体验和反馈患者的经验。沟通建立在所有可能的通道之上，包括了言语和非言语。切斯体验患者带给自己的主观感

❶　http://www.adta.org/Marian_Chace_Biography/.

❷　李宗芹.与心共舞——舞蹈治疗的理论与实务［M］.张老师文化事业股份有限公司，1996:67.

受，进入患者"我是谁"的体验。他们共同创造安全和信任的氛围，减少防御行为，探索患者生命中的冲突，允许自发的动作表达呈现。因此舞动治疗师能够促进患者身心割裂的自我体验的沟通，促进有活力的觉察，并逐渐适应社会的过程。❶

切斯对每个患者都很尊重，并能够细微地看到和回应他们的需求。即使在今天，受人本主义和后现代主义对咨访关系的影响，咨询师更强调对来访者的陪伴，关注其积极资源以引领来访者的转化，切斯这种对患者的态度都是值得学习的。

切斯的两位学生雪伦·察克林（Sharon Chaiklin）和克莱尔·舒麦斯（Clair Schmais）将切斯的理论整理为四个部分：身体动作（Body Action），象征性的表达（Symbolic Expression），治疗性动作关系（The Rapeutic Movement Relationship），团体活动的节奏性（Group Rhythmic Movement Relationship）❷。

一、身体动作

切斯认为自然健康的身体是协调、优雅和生动的，内在的焦虑、冲突等情绪会导致身体的扭曲，甚至出现功能失调。例如抑郁症患者，状态较畏缩，动作很小，眼神没有焦点，整个身体使用的空间狭小。即使平常的人，紧张也会导致身体的僵硬，呼吸的短浅；一个在内心中期待自己可以有更高大形象的人，往往会挺胸抬头；而对胸部害羞的女性，身体常有含胸驼背的特点。如果你去模仿一个人平时走路的形态，就能感受到他的情绪状态，所以身体动作的舒展或僵硬与一个人内在情绪的顺畅或压抑是有关的。在教学中，切斯会涉及舞蹈中的艺术与审美，她认为健康的身体动作是生动的。她提示要和患者健康的那部分工作❸。

切斯认为通过对身体动作的发展，人们可以放松或激活身体，从而使受到压抑的情绪能够通过身体动作表达出来。对抑郁症的患者，通过与其做相同的小辐度动作建立连结，慢慢加大动作辐度，并邀请他加入，帮助他建立不同的表达。

---

❶ The Art and Science of Dance/Movement Therapy［M］. Sharon Chaiklin and Hilda Wengrower, 34.

❷ 弗兰·丽芙.舞蹈动作治疗——疗愈的艺术［M］.蔡佩珊，周宇，等译.北京：亿派国际出版公司，2004:21.

❸ The Art and Science of Dance/Movement Therapy［M］. Sharon Chaiklin and Hilda Wengrower, 233.

通过舞动，治疗师可以从三个方面观察是什么阻碍了患者的情绪表达：身体部分、呼吸模式和紧张水平，并以此线索帮助患者发展情绪觉察。但这并不意味着患者就得到了疗愈，只有他做好了准备，允许自己体验来自身体内在冲动的动作，改变才会发生。换句话讲，并不是患者依着治疗师的要求做了某个动作，而是动作的发生源自内在动力时才有意义。

二、象征性的表达

象征是人的一种基本功能，例如语言、动作、画面、颜色等。"切斯认为许多问题可以在纯象征水平上得到解决，而不总需要解释和分析。"❶解释和分析是语言逻辑层面的。人的意识层面总有"卫兵"把守，保护自己不受伤害。例如受社会或家庭文化的影响，一个人总有一些内化了的规则，像无论何时对别人发火都是不应该的；先考虑自己的利益是自私的等，"卫兵"只允许合乎规则的内容经过语言逻辑表达出来，那些不被允许的部分甚至都没有被来访者意识到。但是透过将动作、颜色、语言等结合的象征性表达，那些不被允许的部分就能绕过"卫兵"呈现出来。这一呈现既是一种释放，也是治疗中来访者能够了解真实自己的过程，借此，这部分情绪可以被治疗师或者团体接纳、支持，从而达到疗愈的效果。

切斯观察到尽管人们可以从语言上保持沉默，但从未停止过非言语层面的沟通。当重要的情绪被强烈地感受到，这些情绪的沟通就可以通过比较安全的非言语方式表达出来。对切斯来说，这个非言语方式就是动作身体的象征性表达。当舞动治疗师的工作使患者能够从身体层面体验他们自己的感受和冲动时，表达才允许发生，这基于的信念是："动作诚实的反映着自我，是不能被词语隐藏的。"❷

例如，在一个治疗团体中，治疗师跟随成员的动作表达让大家想象自己是森林中的动物，一位成员将自己想像成为一只兔子，当他与另一位肢体动作显现成大型动物的成员相遇时，他感到害怕，并收缩身体，这令他意识到他内心竟然有这样大的恐惧情绪存在。

在舞动治疗中象征性表达让患者能够回忆、再现或再体验某些言语难以表

---

❶ 弗兰·丽芙.舞蹈动作治疗——疗愈的艺术［M］.蔡佩珊、周宁，等译.北京：亿派国际出版公司，2004：22.

❷ The Art and Science of Dance/Movement Therapy［M］. Sharon Chaiklin and Hilda Wengrower：92.

达的情绪，也能够让其比较容易的表达内在的需要、情感和渴望。治疗师可以在动作互动中回应和引导患者创造新的象征性表达来实现这些。治疗师可以选择适合的动作意象促进情绪的表达。例如，在帮助一位患者管理愤怒情绪时，可以使用的意象如砍树、强力、直接的动作能够令愤怒的情绪流淌出来，无论这个情绪是来自成长的哪个阶段。❶

三、治疗性动作关系

在以语言为主要沟通方式的心理治疗中，治疗师常通过重复来访者的话语，或者捕捉来访者带给自己的感受并加以客观地反馈，来共情（Empathy）来访者。切斯则通过肢体动作建立与来访者的关系，在关系开始时切斯通过与来访者的动作保持一致来使对方感到被看到和理解。当然这不是简单地从表面模仿来访者的动作，而是能够观察到从肢体动作中所传达出来的情绪、意义，并在模仿时将这部分带入动作中。切斯通过体会来访者动作带给自己的感受来理解来访者，并透过肢体动作将这些感受反馈给来访者，这是透过肢体动作观察、接收和反馈来访者情绪的过程。在这一过程中来访者如同在照镜子，而且是温暖的镜子，因为是带着被支持和理解看到真实的自己。这种以动作建立关系的技巧被称为镜像。治疗师将自己参与到动作关系或与来访者互动中，以取得与来访者深度的情感沟通和被接纳感，这一概念是切斯对舞蹈治疗做出的革命性贡献❷。

H 小姐舞动着，全然投入到她的意象中。她跟随着自己的动作节奏，没有关注音乐。当她快速地在房间中移动时，对外在的空间是缺乏感知的。她的脚较少接触地板；她的手可以向外伸。她可以做向上的夸张动作，但看上去令人感到奇怪，仿佛她要脱离了身体。这形成了孤独的感觉，同时通过感受她动作的细节，也令人体会到一些仇恨、恐惧的情绪。很难用言语和这位患者进行真正的沟通。她沉溺在自己的世界中，对外界的声音充耳不闻。即使她的感受暂时是隔离的，但是治疗师依然可以用与她相近的动作接触她。这个过程不断反复并逐渐延长时间。这位 H 小姐时不时地有意识地看看治疗师。随后，一个快

---

❶ Susan L.Sandel.Foundationgs of Dance/Movement Therapy：The Life and Work of Marian Chace［M］.Sharon Chaiklin and Ann Lohn:79.

❷ 弗兰·丽芙.舞蹈动作治疗——疗愈的艺术［M］.蔡佩珊，周宇，等译.北京：亿派国际出版公司，2004:22.

速微笑式的招呼发生，这意味着关系开始建立了。

观察、接收和反馈在动作关系中不断进行。开始治疗师完全镜像来访者，随着关系的建立，治疗师慢慢在来访者动作的基础上进行一些拓展，尝试夸大或相反特质的动作。例如，治疗师在与来访者镜像过程中，感受到来访者肢体动作中的力量感和略微的僵硬，于是在镜像建立关系后，治疗师动作依然和来访者相同，只是让身体更为放松，在一段动作互动后，来访者也在自己的动作中放松了一些，这拓展了来访者的体验并觉察到新的可能性。动作对话也是建立关系的一种方式，能够更深地进入来访者的内在世界。但动作的再建构需要合适的时机，只有在患者准备好的时候才能开始，切斯在建立信任的基础上，引领来访者敢于冒险进入新的体验和关系，与其被压抑的念头或情感进行沟通。

四、团体活动的节奏性

很多参与舞动治疗的成员表示，相同的音乐背景，独自一人时就不如和大家一起舞动时更有感觉和投入，团体共同塑造出来的场域能量大于个人，当大家有一样的节奏，就会形成安全和有支持性的空间律动。日常生活中的规律，比如按时吃饭、睡觉等都能帮助个人内在的稳定，在此基础上表达和发展自我，团体的节奏如同日常生活规律一样，为团体成员提供了内在的稳定和组织性，尤其是对内在混乱的人而言，安全、简单的节奏有助于他们有组织、有控制地表达和宣泄。

在谈论节奏时，切斯常常提起"原始"舞蹈。即使原始人也理解当一群人共同做动作时远比任何一个人单独做动作带来的安全和力量感更大。我相信原始人使用音乐和舞蹈（或者节奏性动作）促进部落的崇敬和团结感绝非偶然。巫师（或精神领袖）的"巫术"是通过念咒仪式和身体动作来表现也绝非偶然。切斯认为节奏可以组织个人行为，创造团体的团结和感染力。

在团体的节奏中，个体可能被影响发展出更多肢体动作，即使患者并不觉察这些动作，他也会通过分享有象征意义的节奏性动作而被带入，比如行为内敛的人做出更大的动作、总是很用力的动作变得轻柔起来、腰部僵硬的人开始扭动腰身。通过节奏可以使个体融入群体当中，可以看到不同的情感和动作模式，也可以学习通过动作分享感受。

第三节　切斯技法的主要介入方法

切斯技巧中有三种主要的介入方法：镜像，澄清焦点和扩展动作，利用动作引发连结和对话。

一、镜像

镜像常在初期建立关系时使用，治疗师观察来访者的动作特点，并做出与来访者相同的动作，就如同来访者在照镜子一样。在这一过程中治疗师可以和来访者面对面，也可以在来访者的侧面，有可能在同一空间相距很远的距离，也可能在相对亲密的近距离，原则是在来访者感到安全的距离上保持连结。

切斯描述，当她试图进入来访者与众不同的内心世界时，她运用自己的直觉具身化他们的体验，并将这些反映给来访者。沟通是她的目的，她让来访者知道自己对他们的感受、动作和想法有兴趣并能够了解。她通过模仿来访者的自发动作，让接纳呈现在她的身体中。

通过镜像的动作关系首先能够与来访者建立连结、发展信任关系，当来访者看到"镜中"的自己时，能够感到被理解与尊重，就如同听到"我了解你的感受"一样。其次，在相互的肢体动作中，来访者能够体验不同部分的自己，更清楚和深层次地觉察自己。例如，一位一直觉得自己很有自由度的来访者，在镜像中发现自己大部分的动作其实都是保持的和束缚的，他才意识到过往经历带来的情绪是多么深地影响着自己。镜像也可以帮助来访者宣泄情绪、化解情绪的冲突，例如一位来访者在做跺脚的动作，当这个动作被镜像时，来访者得到接纳与鼓励，于是继续跺脚，并越来越用力，伴随着很多愤怒的情绪发泄出来。镜像过程中，不仅仅是表面的动作互动，更有内在能量的相互影响和带出节奏的自然整合，所以常有意想不到的疗愈效果，但无论如何，镜像所带来的深度共情和接纳是这一切的基础，因此在镜像过程中治疗师只需关注和允许来访者的动作，并以相同的动作质感回应，疗愈就会自然发生。

二、澄清焦点和扩展动作

通过镜像与来访者初步的接触和关系建立后，切斯会捕捉对方突出的动作特点，并逐渐地、缓和地去扩展这些动作特点，以澄清和确定来访者内在所欲表达的焦点或目标。切斯会使用更大、更强、相反或补充的动作来完善这一动作陈述，突破个人固有的动作框架，让来访者学习到更多动作方式，从而更好地觉察、澄清和表达自我。

在一个案中，来访者站立不动，治疗师观察到她的呼吸有些短促，肩及近喉部的身体有略微的起伏，治疗师从呼吸动作开始镜像，并感觉到喉咙有些被压制的紧张。渐渐地治疗师开始加大肩及喉部的起伏动作，去尝试探索这背后的诉求，随后来访者也更用力地呼吸，直至整个上半身都随着呼吸大幅度的上下摆动，之后表达出某个经历给她带来的恐惧和焦虑。在这个个案中，治疗师扩大了捕捉到的动作特点，即使这是个非常微小的动作。

在另一个案中，来访者表现出的动作大多很轻柔，常常踮着脚尖并且上半身尤其是腰部向前、向上挺出，治疗师在镜像之后，感到了后背部，尤其是腰的紧张，于是说"让我们从羽毛变成沙袋"，动作上将踮起的脚跟放下，用整个脚掌与地面接触，身体动作的重心由腰部下降到臀和胯部，腰自然放松下来，并且变得自然挺直，来访者在做了"沙袋"的动作之后，腰变得不那么疼了，也意识到争强好胜的性格给自己带来的影响。在此案例中，治疗师从轻到重，从上到下，运用了相反的动作扩展。

在澄清焦点和动作扩展中，治疗师常常要运用直觉和自身的感受来工作，并随时观察来访者的反应以判断干预的效果，决定是停留在某个动作上，还是发展动作，因此镜像和动作扩展是没有绝对界线的。

三、利用动作引发连结和对话

这一过程是切斯运用语言和非语言的方式与患者进行互动的过程，切斯常以游戏、联想、意象等方式来引导动作，目的是启发患者的动作、引发连结。

例如，在一个团体中参与者的注意力比较难聚焦，也很难看向团体中的其他成员，治疗师从玩球的游戏开始，先和每个人玩然后再转向其他人，逐渐地团体成员彼此间有了互动。有时候，这样的动作游戏发生在治疗师与某个团体成员间，例如，切斯观察到一位患者退缩到角落中，她就尝试扮演一个因为对方不愿意出来玩而受伤的孩子。但无论以何种方式，都是由成员的动作特点决定如何开始。

第四节　切斯技法的团体治疗过程

切斯技法更多用于团体治疗，过程包括暖身、主题发展和结束，但并不是每个团体治疗都要经历这三个过程，根据团体的进程，有时全程都只停留在暖身阶段。

当所有人都进入团体后，切斯会对每个人表示欢迎，然后介绍她是谁和为什么在这里。她会关注整个团体的气氛、情绪的紧张程度及所有其他的信息，甚至也包括观察和感受团体缺少了什么，据此决定如何开始进入团体治疗。如果团体呈现出安静和压抑的氛围，切斯会选择轻柔的、慢节奏的音乐来镜像这个感觉。如果团体是喧闹和紧张的，她会播放充满能量但节奏鲜明的音乐，为个体提供共同的焦点使彼此可以一致地互动。在团体中常常会隐藏着多种情绪，切斯会以华尔兹节奏的音乐开始，她认为华尔兹的节奏相对中性、不会触及强烈的情绪，最坏的情况是使团体成员感到"无聊"。有时她也会不用音乐，一切都取决于团体的需要。切斯常快速地回应一个来访者，然后再到另一个来访者，她邀请大家加入，但也允许说不。在整个过程中所有动作都被认为是有效和有表现力的。在动作过程中，切斯不仅仅局限于模仿所有来访者的动作，她总是运用自己的身体姿态表达理解、接纳和认可。动作层面上的共情不是动作模仿，后者只是对表面动作的复制，但是缺少情感内容，这些情感内容包含在动态和精细的动作当中。

切斯常组织来访者以圆圈的形式开始。有些人会很快进入她组织的圆圈，有些人会观望，切斯允许他们以自己感觉合适的时间和方式进入团体的圆圈中。还有一些人从不进入圆圈，尽管他们只是坐在一旁，事实上也是在以自己的方式参与团体。切斯自己也在圆圈上，而不是站在圆圈的中间。在圆圈中每个人都能被看到也能看到其他人，感受到与团体成员在一起，感受到和空间的连接，身体的动作便从这里开始。

最初的舞动可以从简单、可重复性强的动作开始，让每个人的身体逐渐激活，并进入团体的节奏中。例如，团体成员轮流做不同身体部位的简单伸展动作，其他成员跟随；或者只是小组成员们跟随音乐做自由简单、当时想表达的动作。无论是哪种形式，治疗师通过镜像某个或某些当事人的身体动作，有时辅以语言再把这些动作带回团体，使每个成员的节奏被尊重。同时，又推动着整个团体随着不同的能量层次、紧张感、亲密度展开团体舞动。

比如在一个切斯团体刚刚开始暖身时，治疗师观察到一些成员的身体左右轻轻摇摆，于是治疗师也镜像这一动作并说"让我们的身体轻轻摇摆"，这时团体进入到一个比较一致的节奏，随即有的成员又加入了较有力量的上下身体动作，这时治疗师可以把这一动作再带进团体舞动中，这样渐渐地团体舞动开始带着所有成员的状态开展起来。这时的治疗师像团体动作的传导者一样，发现动作与节奏，然后将它们回应给团体，这好像对团体多了一份看见和允许一样，团体在这样的推动下更加释放和放松地朝向内在发展。有时这个圆圈是很灵活的形式，成员在舞动中可能有暂时的离开，然后再回来。通过这样的暖身，当事人可以逐渐连接到自己的身体，并建立与团体和空间的信任感，使深入的团体探索成为可能。

主题发展阶段，治疗师继续看见和回应团体的舞动，但更加聚焦，并在动作与语言的回应中促进小组成员内在情绪的呈现，象征性的表达被更多地应用。例如，团体在舞动中，多个成员做出双臂上下移动的动作，有的轻盈，有的强力，有的流畅，有的滞涩，治疗师便做出这个动作，但是加强和扩大了动作的幅度。根据自己在这个动作中的感受，治疗师说："舞动双臂，好像自己在天空中飞翔，感受一下，你想怎么飞？做出那个动作，去感受它给身体带来的感觉。"鼓励小组成员进入这个动作主题。进而，为了呈现和释放动作背后的含义，治疗师可以引导团体进入更多的动作，"有轻盈的风掠过你的指尖，你张开双翅。""风变得越来越强，迎着风，你飞得越来越艰难，但你不放弃。你坚持什么？""强风过去了，你重新变得轻盈而舒展，在这个穿越之后带来的新空间中，你发现了什么？"通过象征性的语言及主题表达，给来访者充分的空间去深入表达情感和动作背后的内涵，当动作隐含的意义和情感表达出来时疗愈和新的可能性随之产生。主题发展过程中治疗师要能够敏锐地捕捉到团体成员的动作及情绪状态，不断将其拉回到主题中，促进团体主题的建构和发展，这是跟随团体节奏的过程，也是有着丰富联想和创造的空间。有时，团体成员会呈现不同的主题，治疗师可以尝试从一个主题进入，如果发现团体对进入这个主题的动力不够，那么可以再改换主题。例如，一个团体中呈现比较强力的双脚前后左右走动的动作，也有手臂在空中的画圆动作，治疗师在镜像并扩展这些动作后带入的象征性画面是对目标的探寻，但在过程中发现了更多在地面强力踩踏的动作，于是治疗师让团体想象自己的脚是鼓槌，在击打大地，然后再不断去观察新的动作发展特点。这个过程中治疗师允许自己跟随团体，而且能够提取团体的特征，推动团体的动作发展是非常重要的。

在舞动治疗过程中，即便动作是主要的干预方式，意象、词语和声音的使用也能够促进疗愈。使用意象性动词能够激发动作的质量，例如，要一个来访者"快走"和"走在炙热的沙地上"引发的反应是不同的。治疗师应当鼓励来访者使用和发展与自己的生活、幻想相关的意象，并在团体中分享。在词语的使用上，提要求和有技巧的提问所带来的效果也是不同的，例如，对"你能多高？"的回答可能是"我高不了"，相对于另一个问法"让自己高一些"，患者将无可选择。提问也可以把单一动作发展成具有象征性的行为，例如，"你可以推吗？""你能够砍吗？"进一步的词语表达可以引领患者从动作到对关系的认知上，例如"你在打谁？""你在砍什么？"治疗师能够用声音和语气反应团体的情绪和感受。声音和语气可以增强动作和来访者与治疗师的连接，特别是不能用眼神接触的来访者。治疗师持续的声音可以支持到团体，尤其是当动作发展变得困难时。有时动作停下时可以用语言伴随动作，强调彼此的重点。治疗师也鼓励团体成员用语言和声音支持他们的动作，有时未必要有音乐，来访者可以用拍手、跺脚或自己唱歌等方式来创造节奏。

　　结束特别重要，活动涉及的议题都要被解决，来访者得以舒服地离开。这意味着每个成员都获得了有意义的转化，结束自然发生。在结束时切斯会让团体再次回到圆圈队列中，可以用动作或语言来表达收获和感受，手拉手、共同摇摆或者是来一个大的下沉动作后向圆圈一起将手高举中心等，让团体成员逐渐平复他们的表达并将注意力再次集中到团体❶。团体的简单、重复性动作滋养了所有成员的友情和幸福感。

结语

　　切斯所创建的舞动治疗方法充满了创造力，同时又以非常尊重的态度对来访者展开。相对于那些强调病理的治疗模式，她更主张和强调个体的发展动力以及个体健康的部分。通过她对动作节奏的深刻洞见，创造了能够接触和点燃那些恐惧和疏离的人生命力量的方法❷。即使是在现在的心理治疗领域，越来越注重个体独特性、各种理论方法百花齐放的状态下，切斯创造的舞动治疗依然充满着人性的关怀和独特魅力，她在舞动治疗领域取得的成就无法替代。

---

❶ 弗兰·丽芙.舞蹈动作治疗——疗愈的艺术［M］.蔡佩珊，周宇，等译.北京：亿派国际出版公司，2004:27.

❷ Susan L.Sandel. Foundations of Dance/Movement Therapy: The Life and Work of Marian Chace［M］. Sharon Chaiklin and Ann Lohn, 91.

第四章　真实动作

人们都希望以自己本来的样子被看见。在真实动作中，这种被看见的愿望成为了可能。

第一节　玛丽·怀特豪斯生平

美国舞动治疗先驱玛丽·怀特豪斯 ❶（Mary Whitehouse，1911—1979）是"真实动作"的创立者。早期作为专业舞者的怀特豪斯，曾师从玛丽·魏格曼（Mary Wigman，1886—1973）和玛莎·格雷姆（Martha Graham，1984—1991）学习现代舞，后因生活中的重大变故（离婚并要独自抚养两个孩子），接受荣格流派精神分析治疗；后来完成了荣格流派精神分析的系统训练，并成为荣格流派的分析心理治疗师。正是这种创造性舞者、舞蹈教师与荣格流派精神分析心理学的背景，让怀特豪斯在 20 世纪中期（舞动治疗刚刚萌芽的时期），开创了以关注潜意识为主的"深层动作治疗法"（Depth Movement Therapy），后来被称之为"真实动作"（Authentic Movement）。

怀特豪斯最早从一本医学年鉴上了解到玛丽安·切斯在圣伊丽莎白医院的工作，从此开启了她对舞蹈律动作为人类表达方式的探索。怀特豪斯认为舞蹈不该只被视作表演，而应被赋予新的生命和意义。她更倾向于将舞蹈（dance）称为动作／律动（movement），因为动作不是学习得来的套路，而是人类自发而原始的身体语言，是人类生命力的原初表达媒介。怀特豪斯将自己的舞蹈经验和荣格的心理分析理论相结合，创建了基于真实动作的舞动治疗方法，它以关注潜意识为主，让潜意识通过肢体动作找到属于自己的表达方式，并透过动作者与见证人双向关系，将隐藏于内心深处的各种觉知与感受具体呈

---

❶ Pallaro P. Authentic movement: moving the body, moving the self, being moved ［M］. Jessica Kingsley Publishers Ltd, 2006.

现出来。

怀特豪斯在西洛杉矶的一间舞蹈工作室与健康人群工作，引导人们倾听来自身体内在的冲动，跟随身体涌现的感受和意象去动，同时也将这些由动作而引发的体验带入意识中。

琼安·邱德若（Joan Chodorow），怀特豪斯工作的主要继承人之一，认为怀特豪斯最大的贡献之一就是帮助人们区分开"让动作发生"（letting it happen）与"做动作"（doing it），将身体动作作为一种积极想象（active imagination）的方式去探索。

怀特豪斯的工作从暖身开始，常借用现代舞的暖身练习，但她所带领的暖身活动特别关注动作的细节。她希望可以让学生感受到动作的品质与过渡，将意识带入身体之中，她经常在动作探索中使用两极性的元素（如开和闭，上和下，紧和松，推和拉等）、自然意象，也会根据个体的需要，设定不同的探索主题。当个体开始倾听内在时。怀特豪斯便会让人们等待内在的冲动和意象出现，并随之而动。此刻她就会退到房间的角落去见证动作的发生。怀特豪斯的关注点主要放在动作者的内在体验上，她的数位继承者拓展了她的工作，深入理解见证者的内在体验，以及动作者与见证者的关系。

怀特豪斯作为舞动治疗的先驱人物之一，在世界舞动治疗的发展史上占有重要地位。她在舞动治疗上的探索深深影响了许多后继的舞动治疗大师，她所创立的真实动作技术也成为舞动治疗中的核心技术之一。除了在舞动治疗领域之外，怀特豪斯的研究和实践在分析心理学、舞蹈、身心学、冥想等领域都有重大影响。

第二节　真实动作的源起与发展

一、真实动作的概念

真实动作是一种向内在聚焦的动作冥想 ❶，是个体以身体的自由联想方式与其潜意识进行的对话，是一种用于彰显生命中内在秩序、疗愈与成长的修炼方式，也是一条基于荣格理论的自我探索之路。它的外在形式很简单：一个

---

❶ 中德舞动治疗职业教育第二阶段内部参考资料，第28页。

人（动作者）在另一个人（见证人）临在的状况下跟随内在冲动和意象而动作。真实动作的基本形式有"一对一"，即一个动作者与一个见证人，这是最常用的基本形式。还有"一对二"：一个见证人与两个动作者；"二对一"：两个见证人与一个动作者；"一对多"：一个见证人（舞动治疗师），与多个动作者；以及"多对多"：多个见证人与多个动作者等。动作体验的核心是对动（Moving）和被"动"（Being Moved）的感知。在理想状态下，动和被"动"在同一刻发生，这需要动作者有充分的身体觉察，感受到自己的身体动作——这称为动觉（Kinesthetic Sense）。❶如果个体的动觉很少被发展和使用，身体的表达就会与头脑脱节，受到扭曲和隔离，继而引起种种身心疾病。而当一个人与自己的意象产生真正的联结时，所浮现的动作是"真实的"，那是属于动作者的动作，是尚未被了解但即将被揭示的真相。

在生命的早期，当我们还是婴儿时，动作便是我们的语言。肺开始扩张，于是我们发出第一声啼哭。没有人教我们应该怎样动，我们微笑的时候，整个身体都充满了喜悦，我们愤怒的时候，整个身体都在愤怒。然而，随着年龄的增长，我们开始学习应该如何动，我们的心智和身体都被加上一层层框架，动作被分离。我们的身体不再具有表达性，因此也失去了创造性。❷情感被积压在身体里，变成张力、疼痛、病症。我们通常缺少对自己的身体和动作的觉察，尽管某些言语一直都在我们的身体和动作中被无声地传递出来，表达着也影响着我们是什么样的人，以何种方式存在于这个世界上并与他人发生关系。

怀特豪斯发现，如果要让出于内在直觉的动作得以表达，就需要回到"不动"的状态（而"不动"也是一种"动"）去倾听和跟随。❸这需要动作者能够进入自己的深层内在世界。当动作者向内关注并聆听自己的身体时，便可以跟随身体进入到一种自然的状态；通过动作探索自己意识中尚不知晓的领域，在一个自发展开的内在动作和感受的流动中，等待潜意识中的信息通过体验的感受进入到意识和觉知中。在这样的动作过程中，有时也会浮现出意象、画面、

❶ WHITEHOUSE M S. Creative expression in physical movement is language without words［M］// PALLARO P. Authentic movement: moving the body, moving the self, being moved. Jessica Kingsley Publishers Ltd, 2006: 33–40.

❷ SHERMAN F. Conversation with Mary Whitehouse［M］// PALLARO P. Authentic movement: moving the body, moving the self, being moved, Jessica Kingsley Publishers Ltd, 2006: 29–32.

❸ FRANTZ G. An approach to the center: an interview with Mary Whitehouse［M］// PALLARO P. Authentic movement: moving the body, moving the self, being moved. Jessica Kingsley Publishers Ltd, 2006: 17–28.

过往生活的记忆。通过这样的持续探索，动作者也能越来越深刻而真实地与自己的身体联结，与身体中所压抑的情感、记忆、冲动、渴望、自发性与创造性联结，从而成为一个越来越清醒而自由的人。"真实动作"体现了舞动治疗的核心原则：寻找自身即兴的动作，对内在的关注，与自我潜意识的未知领域去连接与融合，逐步走向真实的自我。

在怀特豪斯之后，众多实践者继承和发展了真实动作，其中，曾跟随怀特豪斯学习的珍妮特·阿德勒（Janet Adler）和琼安·邱德若（Joan Chodorow）做出了极为重要的拓展，这些拓展包括见证人角色，对动作者和见证人关系的深入体验，对真实动作中超个人层面的探索，以及进一步探讨真实动作与荣格深层心理学之间的关联。

二、真实动作的发展：从个体被见证到重回集体之中

珍妮特·阿德勒的早期工作强调对动作者和见证人关系的理解，这极大地丰富了怀特豪斯主要聚焦于动作者体验的真实动作和实践。"见证人"这个称谓也是阿德勒提出的，之前这个角色被称作"观察者""教师"等。动作者动或者不动，完全遵循于当下的内在驱力和冲动。见证人并不是在"观看"动作者，而是在见证和倾听，将自己的存在带入动作空间，成为动作者体验的一部分。随着体验的深入，动作者的动作也会在某一刻唤醒见证人的内在历程，同样经历各种意象、回忆、动觉感受等。❶ 于是见证人的在场也会发生某种微妙的变化，进而对动作者和见证人关系产生某种影响。动作者是见证人内在经验的主要刺激扰动因素，而见证人的内在观照能力及临在状态，又直接影响到动作者内在的安全、开放与探索经验。动作者和见证人之间相依相存的珍贵关系，是真实动作练习的基础形式。

同时，真实动作这一工作也从个人层面拓展到超个人层面，这也与荣格对集体意识／潜意识的论述形成对照。集体潜意识是"原初"，所有个体潜意识都从集体潜意识中演化而来。形成自我意识的那一刻，也是与整体相分离、失去归属的一刻。我们有了对自我的感受，同时也有了无法消解的分离感。而真实动作提供了一种方式，帮助我们通过身体与见证人联结，进而与集体意识连

---

❶ Adler J. Who is the witness? A description of authentic movement［M］// PALLARO P. Authentic movement: moving the body, moving the self, being moved. Jessica Kingsley Publishers Ltd, 2006: 132–140.

接，重新成为人类整体的一员。❶ 无论是动作者还是见证人，都有可能从自身的动作和见证的画面中感到某种更大的存在，人类的存在，似乎进入到某个神圣空间之中。❷

个体的身体是细胞的集合，而当不同的个体在同一个场域中动作时，也与超越个体的力量相联结。这一概念反映在真实动作的形式中，一种方式体现为多个动作者在多个见证人围成的圆圈中心动作，形成集体的身体体验；而另一种呈现则反映在真实动作与荣格深层心理学的内在关系上。

三、真实动作与荣格分析心理学

荣格的深层心理学理论为舞动治疗领域提供了很多重要的概念，而很多舞动治疗的概念，特别是强调意识与潜意识联结的概念也丰富了深层心理学理论。荣格意识到，身体姿态（Gesture）是文化和灵性生活中最古老的形式，出现在言语之前。虽然他并未深入探索动作的发展性功能，但看到了身体和心理的密切关系，认为二者是同一事物的一体两面。

荣格认为，自我（Self）包括了人们全部的心理现实，包括意识和潜意识、个人与集体、人格面具和阴影、男性和女性等所有两极性的层面。自我可以以任何象征性的意象出现，这些意象常常会在积极想象中——呈现，不断流动。

积极想象是深层心理学中的核心技术之一，通过想象天然的疗愈能力将个体带入心理情结的核心，在这个过程中持续为个体提供深入觉察自我的机会。想象令个体进入潜意识的世界，将内在各种各样的幻想释放出来，同时保持警觉、关注、积极的态度。积极想象的起点是某种情感状态——梦中的意象、幻想的片段、内在声音，或者只是某种情绪，之后便允许各种联想的浮现，将个体带入深层的内在。潜意识得到允许，可以讲述出它所想要讲述的任何信息。意象或内在声音不断流动，不仅由个人层面而来，也由超个人的人类集体层面而来。❸

荣格本人其实已经在对某些特定患者的干预中使用了身体动作，他将身体动作视为一种积极想象的方式。个体以动作的方式展开积极想象时，与这些动

❶ Adler J. The collective body［M］// PALLARO P. Authentic movement: moving the body, moving the self, being moved. Jessica Kingsley Publishers Ltd, 2006: 190–207.

❷ Chodorow J. Dance therapy & depth psychology［M］. Routledge, 1991.

❸ Chodorow J. Dance therapy & depth psychology［M］. Routledge, 1991.

作相关的无意识素材便会不断涌现，这些素材往往是被意识压抑的，但仍储藏在身体之中，因此动作便打开了与它们触碰的大门，将潜意识的意象、画面、记忆带入意识之中，个人心理议题也在这个过程中逐渐清晰。被压抑的那些意象、画面、记忆组成的便是荣格所说的"阴影"（Shadow），未在日常生活中显露，个体也几乎没有意识的那部分令人不快的自我结构。当自我意识中的人格与潜意识中的阴影显现之后，才有机会通过各种方式整合，真实动作便是通过身体和动作去整合意识与潜意识，以及已知和未知的自我。这一整合发生在身体、心智、情感、灵性等不同层面，因而能更全然地令个体实现生命的完整。

第三节　真实动作的原则与核心

相信"身体是潜意识的地图，身体自身有其智慧"是真实动作的基础；向内聚焦与倾听的能力、见证人与动作者相互信赖的关系是真实动作的核心。

一、向内聚焦的自我倾听能力

单纯的向内自我注意和聚焦，是一种自我觉知能力，专注而不带任何评判；不断地追踪自己持续变化的身体、情感、思想流动，这种能力在真实动作的历程中尤为重要。

向内聚焦的专注，是作为动作者在真实动作训练中必须要经历的训练，或许对于一些人来说是一种磨炼。在动作中尽量停留在当下，观照自己的动作，并能注意到随动作流转而带来的越来越多的身体变化及内在感受。做到这些，对动作者来说，尤其是初学者而言，非常富有挑战性。在这个过程中，动作者的内在见证人与动作中的自己发展出相应的对话关系，即"我看到我自己在动和如何动"。动作者观看自己的"动"，并且注意自我内在经验与什么动作相关联。如"我左手动，我知道我左手在动"，同时我还知道，"我左小臂和手肘、大臂在被牵拉，我在呼气……"

当我们在做动作时，身体的五官及本体感觉和意识、潜意识均被打开，各种感官在体验着不同感受，这些感受因专注和聚焦而被一一觉知。如有什么图景被看到？什么样的声音传递到耳朵里？鼻子闻到什么气味？皮肤感觉到什么？肌肉动觉的感受又是怎样的？是否感到平衡及安全？呼吸是怎样的？以及由这些感官的感受在内心引发了怎样的想法和情绪？不仅这些，存在于世界里的所有东西都有可能被了解。

在真实动作练习中，动作者能否向内聚焦于自身的身体经验，倾听、感受身体的冲动与指引，让身体内部的冲动直接引发动作，这些成为是否是真实动作的分界线。很多人在刚开始做真实动作练习时，以为是我应该做这样或者那样的动作，我这样做或者那样做才是对的、好的；或者担心我这样做出来，我的见证人会怎样看我，别人会怎样看我？或者自己对内在的冲动感到害怕，担心自己会控制不住身体会做什么动作，而不能够向自己的内心去看、去听、去感受。由大脑指导而做出来的动作无论多么好看，优雅和美观，多么正确、精致，都跟真实动作没有一点关系。因为真实动作和美丑无关，和对错无关，也和应该如何做不应该如何做无关；它只与内在的冲动有关，是身体冲动直接引发的动作，而这些动作不经过大脑的思考。当这些冲动发生时，动作者的觉察和看见，才会让动作有机会自然呈现。有准备的倾听与聚焦，才能够帮助我们敏感地捕捉到这些冲动信息，让冲动外显；同时也不会被自己的动作所困扰。所以动作不会凭空送到动作者的手里，向内的聚焦、倾听的能力就成为了真实动作的关键与核心。

身体是情感记忆的硬盘，里面记载了我们出生以来所经历过的所有情感经验，各种创伤和痛苦也同样深埋在其中；真实动作时，这些经验可能会被唤醒，向内聚焦和倾听的能力，能让动作者与这些被唤醒的情感与痛苦保持适当的距离，只是聚焦、倾听，而不再成为痛苦与创伤的体验本身，感受到强烈的情感而不被情感所淹没。

二、动作者与见证人的关系

真实动作包含动作者和见证人（见证人包括外在见证人和内在见证人）。二者之间的关系，是推动动作者和见证人内在发展的核心，这一关系的基础是安全与信任。

动作者信任见证人提供的安全与容纳，信任见证人在此时此刻能看见自己，信任见证人对自己所有发生的接纳与支持，也信任自己身体的智慧，信任未知的发生，无论发生什么，动作者都可以、能够敞开自己去迎接、去呈现。当动作者准备好去深入的探索了解自己、更多的愿意接纳和爱自己，开放自己内在不为自己与他人所知的一面的时候，就将自己完全的开放在见证人的面前。

见证人相信动作者身体的智慧，相信动作者对自身的觉察、倾听能力，相信动作者对自己当下发生有所觉察的临在能力。同时见证人还相信自己对动作者的看见与对自身的倾听。当动作者将自己毫无保留地呈现在见证人面前时，见证人的看见与信任，为动作者在内在探索与倾听提供了极大的动力与支持，使得动作者对自己内在的探索也愈加开放与勇敢，这些都会在动作层面得到呈现和反应。动作者的积极响应也让见证人愈加信任与开放自己的内在经验，给予动作者更深的信任与支持，这些会再度反射到动作者那里，使这一对应的内在互动形成一个美妙的良性循环，支持探索和内在关系的深度发展。

依恋理论认为，人类自我的最初感受源自于身体体验，而这些体验的性质主要由生命早期依恋关系的品质所决定。因为在生命早期的成长过程中，我们总会因这样或那样的原因而被照看的不够好，没有被充分地看见，或者是在过往的被照看经验中，没有得到足够的爱、支持与接纳，没有感受到"我就是我，我希望以我自身的样子被看到和做我自己想做的事情"的感觉。所以即使到了成年之后，那种渴望被他人看到与关注的情愫仍旧存在。这是作为人的需要，也是自我认同的需要，正如温尼科特所表达的：当我去看时，我被看见，所以我存在。

虽然，动作者是发自内心的渴望被他的外在见证人所看见，但也会因为被见证人看见自己的某些个人特质而感到害怕，担心见证人是否能够无条件的接纳自己。同时，选择被见证人看见，也就相应地选择了必须承受见证人可能看不见自己，而再次体验不被看见的痛苦的风险。这种在合适的情境、恰当的时机的冒险是必需的，是成长过程中难得的再学习的情感修复机会。因为在人类的自我发展过程中，唯有体验到被另一个人"看见"时，一个人才能真正学会看见自己。

在某些瞬间或时刻，见证人或许会因为自身的某些记忆经验因动作者的动作被唤起，而丢失了对动作者的见证，进入到自己思绪或情感体验的追踪中，而暂时看不到动作者，不能给到动作者此刻需要的关注与见证。动作者可能也会在这些时刻感受到不被看见或者被误解，而带来对自身内在探索的撤离，或者激活动作者自身过往的未被看见的经验，经验到那个未被看见时的痛苦。动作者的这些感受，也会在见证人的内在引发相应的具身性反应；当见证人觉知并主动去觉察、验证自己的内在经验，再次调整自己见证的状态回到自己的见证人职责时，经过见证人验证、区分后的经验会被动作者再次感受到，重新体验到被看见的感受。刚刚经历的受挫、修通经验，则成为动作者修通自己情感经验的学习机会，并可能把这个经验用于自身虽然有痛苦但能够自我抱持而坚持自我的觉察、见证的工作中。

第四节　真实动作的角色与程序

一、动作者

动作者指在真实动作练习中，通过做动作探索内在自我的人。

动作者带着被见证人看见、被自己看见的渴望，一个人闭着眼睛在"空"的教室中移动，学习追踪自己的身体动作和由此而产生的内在感受与体验。"当体现的经验进入意识里，动作者探索身体动作、感觉、情绪和思想的无限。在这个过程中，探索真实的、如实的动作。"❶

真实动作案例：

案例 1：

> 我走进空间
>
> 渴望被你看见
>
> 走着
>
> 走着
>
> ……
>
> 我的脚在地板上绕圈
>
> 或左
>
> 或右
>
> 一圈又一圈
>
> ……
>
> 脚掌摩擦着地板
>
> 沙沙声响
>
> 一圈又一圈
>
> 双腿越来越沉重
>
> 越来越凝滞

---

❶ 珍娜·爱德乐.真实动作——唤醒觉醒身体［M］.李宗芹，林奕秀，林玉华，译.台湾：心灵工坊文化，2013：23.

似乎被什么牵引
……

我停下脚步
两臂代替双脚
交替推躲着侵袭
冲击越来越强
退缩着
推挡着
……

靠墙的把杆挡住了我退却的路
也成了我的依靠
我再也没有退路
我必须迎头反击

反击让我有力量
伴随着大声地呼吸
我推
我甩
竭尽全力
推开指向我的东西
我使用双脚
用手借助把杆的支撑
拼命地踢开
……

我知道旁边就有人在
多么希望你能看到这一切
给我支持
可是没有
你一动不动地坐在那里
这一切或许你都不知道

只有我自己面对这些

无助浸裹在身上
也印记在心里
……

上面的这段文字，是动作者在动作探索过程中内在的发生、发展历程。从动作者对其历程的描述，我们得以了解动作者在动作过程中的动作经验和内在情感经验，同时也得以了解她对自身身体及情感的觉察，以及对这些觉察的反应。

内在开放的态度是需要的，这是一种倾听自我的能力……只有借由专注和耐心才有可能达到……肌肉动觉（Kinestheticsense）会被唤醒并开发……但我相信，唯有当内在，也就是主体连结被发掘之时，它才能成为有意识的。❶

当动作者觉得自己准备好了之后，带着对未知的敞开与迎接进入到一个空间里。闭上眼睛，聚焦于内在，开始倾听自己的声音，让身体引导动作的发生，并跟随自己身体内在的线索，自然、自发的做出动作。在案例1中，动作者不知道自己将会做什么或者不做什么，以及对动的方式也没有事先的考虑和衡量，一切都听从于当下发生，对发生保持臣服于开放，单纯的让动作自然呈现。行走、跑、跳、爬、滚、扭、撕扯……无论是任何姿态，没有外在的指导。一个人，静静地倾听内在。

案例 2：

……身体特别想伸展，各种各样的尝试……后来就感觉自己像一个怪兽被困在笼子里面，好像是老虎，只能发出"嗷呜……"的呼叫，只有吼出来才是可以的……接下来做了一些伸展的动作。

静默的画画过程中，突然很难受，身体好像受了很大的委屈似的，就是想哭，想哭……使劲地哭……

（哭泣）我要做我自己的样子，我已经不知道我自己该是什么样子了！……我这是怎么了，我很生气，我不像别人那样能干……如果你不喜

---

❶ 珍娜·爱德乐.真实动作——唤醒觉醒身体［M］.李宗芹，林奕秀，林玉华，译.台湾：心灵工坊文化，2013：17.

欢我这样，你可以告诉我，但是你不能欺骗自己……我不想要那虚伪的关系，我觉得我不虚伪也可以养活自己……

在我父亲的眼里，我必须要做好，做好了才是值得被爱……

该案例动作者动作中浮现的意象带给她强烈的身体和情感体验，而绘画则帮助动作者将身体体验和情感体验清晰化，并得以部分释放和连接，在分享过程中唤起了现实生活中对人际关系的体验和感受，特别是与父亲的关系。

案例 3：

猴子！猴子！
你从哪里来？
我不喜欢你！
你没有经过我的允许，
我的肩头不是你的栖息地。
走开！请走开！
离我远点，
再远点！
胃在诉说
压抑的苦难，
更多猴子带来的负担。

躲避解决不了问题，
伸出双手，
勇敢地推开
——自己不想要的东西。
别人强加的东西，
让它们离我更远一点。

当身体自由，
左右可以伸展，
前后可以晃动，

根扎在大地。

根扎在这里,
稳稳地在这里,
在这里。
我,
是我自己!

　　动作者需要与自己的内在建立关系,开启与自己潜意识的对话,将身体的意象、情绪和感受等素材以身体动作的形式呈现,并持续保持对自己的内在变化的觉知。本案例呈现了动作者从动作意象到身体感受、内在想法、再到动作改变的探索过程。猴子的意象让动作者感受到了外来的侵犯和束缚,同时作为容纳和消化的器官"胃"出现了相应的反应,"胃"在述说着他的苦难和负担,动作者在那个当下跟随自己的感受,信任身体作决定并找到解决的方式。

案例 4:

　　……右手臂在右前上方中速的舞动,手臂停下走动,突然倒地仰面躺下,两腿蜷曲,向右翻转,趴下,再躺下。两手臂似有外力从上方牵引,缓慢地抬起上身,快速放松躺下。我感到自己好像是一个婴孩,两臂在被母亲拉起……外力牵引着四肢缓慢地、一点一点向上抬起,快速跌入地板;……侧前方缓慢牵引,快速跌回,两上肢软软的跌落在地板上;……双手双脚同时向上缓慢被牵引,快速跌回。如此反复,很久。……翻转,双手双脚悬浮在空中摆动,尝试很用力地向上伸展,然后放弃……再尝试让四肢飘起来,两臂,两腿,不停地尝试……最后成"大"字摊在地板上。而后四肢收缩如婴儿,再伸出去,两臂向上,向前,终于坐起;再躺下,两臂停留在空中,仿佛静止。两手臂极缓慢地落入头上方的地板。又一次想抬起两臂,但好像有东西限制,我很用力地伸展手臂向上够,我不停地反复,双手抬至空中与地板垂直的位置。保持静止。我慢慢地翻转,坐起,爬行……跪坐在两脚上,然后磕头。一下,两下。抬头,我发出有力的吼叫……"噢呜……""噢呜……""噢呜……",声音一声大似一声。我头触地继续大吼。我觉得自己好像是一头大型的动物,狮子?老虎?我不确定。几声后，转身倒地，我像婴儿一样的哭嚎。

"'我在动……'是自我放弃控制的时刻……允许我（Self）取代身体的惯性。这种无预警臣服的时刻，无法解释、难以完全复制……动作体验的核心是感知'动'和'被移动'……"

"当动作简单并必然发生时，不要改变，无论这是多么滞碍、不完整；它会变为我所说的'真实'——这可是真正属于那个人的。"

——怀特豪斯 ❶

作为动作者，当达到怀特豪斯所说的"真实"状态时，做动作的人和那个动是融为一体的，是一个"一"。该案例的动作者感受到身体内在的动力带动着他，同时他也知道自己的身体和动作正在发生什么，不改变不评判，去追随整个过程，这个过程是真正属于他自己的过程。

要到达这个状态并非易事。需要长期的真实动作练习，发展出强健的"内在见证人"。对初学者而言，评判以及对发生的不确定性的担心，会妨碍个体进入"真实"的状态，此时初学者只需要进入自己想进入以及准备好的部分和深度即可。

案例 5：

我觉得身体有点累，很疲惫，走了几步，就想躺下。我躺在那里不知不觉中睡着了，做了梦。我画了幅画（静默时），这幅画叫《海水下的火焰》：

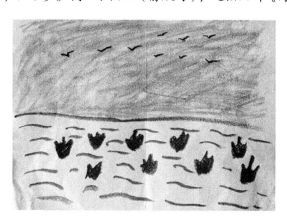

❶ 珍娜·爱德乐.真实动作——唤醒觉醒身体［M］.李宗芹，林奕秀，林玉华，译.台湾：心灵工坊文化，2013：17–18.

那时我虽然是躺着，看起来很平静，其实内心很不平静，有许多事情在脑子里闪现。最近在谈恋爱，有一些杂念，对我们的关系有很多的不确定性，还有许多其他想法。寄予一些希望，又不敢确定。火焰是带给我的生命之火。我一直以为自己很温和，最近发现我有一些新的东西被调动起来，像火一样的东西，这些"火"还在海面之下，没有释放出来。海面之上感觉蛮有希望，云淡风轻，云，海鸥等；但底下呢，就会有一些东西升腾出来，火焰……

该案例中，动作者状态介于真实动作探索和意识思考之间，在动作时会伴随很多大脑思考的部分，初学真实动作时很常见。"完全睡着"的状态与当下真实动作的发生失去了连接与觉知，但这是被允许的，动作者需要耐心的等待让自己完全进入到真实动作过程中。同时身体疲倦和没有能量都是当下动作者的状态体现，事实上，动作过程中并不可能时刻保持能量饱和和激情状态。

案例 6：

（动作者一）

今天的主题是探索自己的愤怒。我在生活中很少愤怒，不知道是没有还是被自己压抑了。刚开始是有意识的打垫子，慢慢地进入到非刻意自发的状态。我感受到了悲伤，觉得荒废了很多时光，在别人生活很精彩的时候，我还在懵懂（眼里有眼泪）。我不知道这悲伤想表达什么，我觉得对过去的时光有失落感。两种情绪，一是愤怒，二是背后的悲伤。在过程中发现，自己做了很多前后的动作，往前走两步，然后回来，会觉得后退时轻松，前进时有犹豫和困难，而且步伐不是很稳定，好像我在做决定时不太确定，跌跌撞撞、摸着石头过河的感觉。似乎是我想去做的，但又不太确定我以什么样的速度和节奏去做。……因为我的声音比较大，当听到有人（另一个动作者）说"太吵了"，我心里纠结要不要停，听自己的还是要照顾到周边其他人，在听到另一个动作者说那句话时，我感觉到受伤和愤怒。我忽然意识到这跟我父亲有关，而不仅仅跟说我太吵的那个动作者有关，我想起我的父亲，当我想做什么事情的时候，他总是不允许……

（动作者二）

……我两脚分开站立着，两只手臂交替的向两边甩，一只手甩完甩另一只手，甩出去的时候，感觉手臂很轻松，也很有力量；然后是两臂大幅度的交替向上甩，抬起、落下，持续了一会。内在有担心的声音出现"这样不停地甩，明天胳膊会不会痛？"但手臂就是要这样甩。甩了一会儿，动作自然变小，手臂慢慢地垂到身体两侧。……好像有什么牵引，一只手臂开始向上，直直的伸上去，指向空中，手指有些僵硬不能控制，接着身体扭动着坐在地板上，由坐变成爬行的姿势。爬的时候我发现我的两手掌只能掌根部着地，手掌的前半部和手指头翘着，并且手指很僵硬。爬行的速度很缓慢，爬一两步会伸一伸脊背，或者左右摇晃一下；感觉自己是只老虎。爬了一会，侧身躺下……

……在开始做动作时，就听到砰砰砰的敲击声，感觉有些吵，躺下后，更觉得声音刺耳了，有被干扰的感觉。但是又有些纠结，要不要表达自己的感受？说还是不说，来回纠结。纠结了半天还是说出"太吵了"。很清楚的是，在说"太吵了"时内心是平和的、没有期待的。在我说出后不久，敲击的声音虽然还在，力度还是降低了，慢慢地也停止了。……

以上两个案例，分别是两个不同的动作者，在同一空间、同一结构下所发生的内在经验，在有些情境下，同样的场域内不同的动作者会引发相同的议题。

动作者在做真实动作的过程中，可能会碰到物品和人。在这样的情况下动作者需要倾听自己内心的声音，选择主动走开还是接受，抑或是在一起互动。无论做了什么选择，都没有对错，但需要对自己的选择保持觉知。在上述案例中，声音成为了动作者之间的媒介，当声音发生时，动作者需要选择自己要如何与这个声音相处，并觉察这些外在的声音给自己带来的感受，跟随自己的内心做出相应的回应。其中的互动包括两个层面：一是动作者与动作者之间；二是动作者与外在媒介之间。同一空间时间下的人和物体都会成为动作的冲动和刺激源，并且也会成为我们发现和整合的契机。

案例 7：

我今天完全是和身体在一起。我觉得自己走的样子很像中风，我的右腿很重，整个重心都压在右腿上，走着走着，后来有点松动的感觉。走到那边，整个身体开始想伸展，然后我跟随着伸展，像是在做瑜伽，做完伸展之后感觉挺舒服。……在坐着、躺着时，内心想唱歌"太阳最红，毛主席最亲……"唱出来才发现我在做动作之前这首歌就已经出现在脑海里了。唱歌时感觉很温暖，于是想把它画出来，画的时候觉得这个光是从里面向外旋转照耀出去的，感觉光芒笼罩在我身上很舒服。

在该案例中，动作者唱了首歌，事实上，在真实动作的体验中自发的发出声音很常见，而且声音的类型呈现了丰富化和多元化。比如：唱歌、因情绪引发的声音（哭声或笑声）、意象引发的声音（鸟叫声或者风雨声）等。但是在动作过程中动作者有意识的交谈是不被允许的。

案例 8：

……再一次的旋转，顺时针的螺旋，右脚在中心，左脚在不停地试探……不知道这是第几次出现这样的旋转了……每次出现，我都会被这种突发而连续的动作所震慑，既有向往，同时又会被恐惧笼罩着……几次都在动作的过程中不得不停下来，因为我感受到了一种将要被吞噬的恐惧，它是如此的强烈而清晰……这一次我不知道这种强烈的恐惧感还会出现吗？

……旋转还在继续，突然我感觉自己被吸进一个巨大的漩涡中，扑面而来的窒息感让我觉得心跳和呼吸都没有了，巨大的恐惧再次笼罩全身……我能清晰地意识到这一切。……我一面体验着被吞噬的窒息感与恐惧，一面努力保持着意识对感受的觉知……慢慢地，我感到窒息感似乎在变化和消退……它在减弱……越来越弱了……好像有光和水泡出现……终于能够呼吸了，大大地吸了一口气，人也一下子跌卧在地板上……粗重的呼吸延续着，一种无力感袭来，惊恐之后的疲惫和无力……

水，漩涡，窒息……动作结束，我慢慢想起自己五六岁时掉进河水里，差一点被淹死的经历。这次的真实动作，是如此清晰的把溺水时的感受再现……

某个动作可能会在不同的真实动作体验中不断地重复出现，这通常会与潜意识或深埋在身体里的过往经验相关，这些经验可能源自于未被满足的愿望或被遗忘的生命早期事件。这些种种都会在我们的身体上留下烙印，在本案例中，重复的"旋转"动作唤起了动作者早期的溺水事件，在经验被唤醒时，动作者清晰的感受和觉知那一刻的恐惧和窒息感，而没有被情绪和感受淹没，以强健的内在见证人与之同在。随之穿越了该事件带来的创伤，并产生改变及疗愈。正如阿德勒所说："'重复'是身体智慧的核心力量，成长的必然现象。"❶

案例 9：

……今天开始时内心有一些冲突。一是想抖动，二是想遵照内心探索已经计划好的议题。但发现我没有办法进入计划好的议题。慢慢地我的身体开始自己抖动，抖着抖着出现一个类似部落里面的祭祀场面，祭祀中的女巫，感觉身体在和天地连结，身体就跟随着做。中间有一段被音乐吸引（教室外面的）。我感受到了这首音乐对我的感受力，我想哭，想痛快地哭。我很悲伤，但没有眼泪。有两次悲伤袭来又流走。

……后来我突然跪在地上，无法动弹，对于我而言动起来很困难。后来我躺在了地上，躺下后就开始颤抖，并出现一个意象：像电影里面的雅典祭祀天地仪式一样，我是一个女巫穿着波希米亚风格的衣服，自己被四个健壮的男人抬着。这时我看见我的肚脐处出现了一个圈，这个圈外面是粉紫色的，里面是蓝紫色的，它有点像女性的阴户。我觉得肚脐部位有一种热量在流动。

在本案例中，根据动作者的描述在那个当下她无法理解上述意象的出现。但这一切就是发生了，在这个过程中我们感受到了真实动作体验会浮现出丰富的素材和内容，这些素材和内容为我们提供了了解自己的通道。

二、见证人（通常是舞动治疗师的角色）

与动作者相对应，指见证动作者的所有动作和当下的一切发生，陪伴、支持动作者探寻内心真实的人。一般是受过系统专业训练的舞动治疗师。

动作者经由肢体呈现的自发性动作，总是短暂而又转瞬即逝的，既无法

---

❶ 珍娜·爱德乐.真实动作——唤醒觉醒身体［M］.李宗芹，林奕秀，林玉华，译.台湾：心灵工坊文化，2013.

重复，亦不可再现，动作者内在渴望被看见，以及与自己、他人建立关系的需要，呼唤着另一个人的在场，去见证、迎接和祝福这种动作经验。

见证人并不是所谓的观察者，而是主动地、全然地去观照和看见动作者的发生。见证人必须全身心地投入，发自内心的信任动作者，容纳、支持、保护而不评价，洞见自己所看到的有关身体的、心灵的和情绪的一切。同时，见证人也重视由动作者的动作引发的自身心理意象、思想连接和身体感觉等，对所看见的一切的观照，对过程不预期。见证人可以在内心镜像动作者的动作，但需要对动作者的动作抱有真诚的尊重与敬畏之心，不投射，不诠释；见证人以开放的身体和内在状态去看见动作者的动作。见证人包括内在见证人和外在见证人。

案例 10：

看着你
躺在地板上
或翻滚
或游动
内在涌起悲悯
亦夹杂着淡淡的感伤
我把这些搁置
悬起
只是看着
看着你

看着你
伸展左腿
蜷曲右臂
看着你
扭动腰肢
翻转身躯

伸出手

想去抚摸你

就像抚摸我自己

当我的手

由心中伸出

去碰触你

感动

在那一刻

升起

案例 11：

……

跟跄

转圈

转圈

跟跄

……

想伸出双手

扶住你

我止住

我知道

我该给你探索的权利

我让双手停在心里

不伸也不缩

我想让你知道

我在这里

跟跄中

你停住

一动不动

静止如雕塑

那一息

如此漫长

又如此迅急

仿佛世间在此刻凝息

倾斜

再倾斜

向下的右手

婉有千钧之力

带动身躯折成弓形

木然

没有生息

只是发生在那里

缓缓地移动

身体靠向大地

半蹲变成蜷曲

扭动

扭动

再扭动

双肩交替

∞型的曲线是双臂运行的轨迹

呼吸

呼吸

沉重艰难的呼吸

扭动凝滞

双手按住两膝

再也推不动凝重的身体

无助

无助

愤怒逐渐升起

腿和两膝成了攻击的宿敌

拳头

推挤

一下

一下

撕咬着木僵的身体

……

案例 10 和案例 11 以诗歌的形式呈现了见证人在见证时刻的内在历程。见证人一边见证动作者的动作，一边觉察自己内在的发生，同时将自己的情感悬置起来，保持作为容器的临在状态去支持动作者的探索和存在。

带着想要看清楚他人的愿望和真诚，见证人静静的并且稳定的坐在教室某一侧，用心学习去追踪动作者的动作，全身心地跟动作者在一起。

案例 12（案例 1 的见证人的分享）：

你转身看向我，微微点了一下头，我知道你准备好了。我看见你，缓缓走进教室的中间，走向把杆。

你双手伸向把杆，用小臂压向它，将上身倾斜向墙，同时抬起右腿向右后方伸展、踢出，你踢了五下。你转身离开把杆，向右前方走去，头微低，头发散落在脸上，我看不到你的脸。转圈，转圈，你用身体和脚步在空间画着不规则的∞字。

……旋转中，你呼吸的声音变重、变大，有节奏地传到教室的空间里，脚步也渐渐加快。此刻，我感到自己的胸口似有棉絮堵住，需要借助大口地呼吸才能畅通。

你的上身和双臂开始摇摆，幅度逐渐加大……你开始向右后边退去，边退边用双手推打什么，一直退到墙边的把杆上。我感到有些害怕，腰好像被撞击了一下，同时也觉得无处可去了。你用手抓住把杆，倾斜身体，两脚交替的向外蹬，大口呼吸伴随着蹬的动作，听起来好像在低吼。持续一段时间后，你低头趴在把杆上一小会，然后整个人失去支撑地滑向地板，双臂抱膝，头脸深埋在两臂间。我能听到你急促的呼吸声，也感到自己有一种无力和挣脱险境之后的虚弱感。慢慢地，你松开双臂和腿，用左手开始抚摸左腿，然后是右腿，我时而能听见你重重地呼吸。抚摸一会，看到你再次把自己紧紧抱着，一如刚才的姿态。不同的是，你的手在按捏着交替相抱的大臂，然后你将脸和头深埋在相抱的两臂间。

你就这样静静地坐着，直到结束的铃声响起。

你抬头，你睁眼，和我的眼神相遇。

以上呈现了见证人两种不同形式的分享，一个是见证人自己内在发生的内容，如案例 11；一个是见证人对见证过程的描述分享，如案例 12。

见证人对自身经验的深入倾听，可以支持动作者对自己经历过程的体验，对自身内在的描述也可以增进动作者对自己的觉知；在见证人的描述下，动作者会对自己有更多的觉察。但在分享时，见证人多会使用描述性的语言在动作者分享完之后分享自己的见证。

案例 13（案例 7 的见证人分享）：

……开始看见你的左腿拖着走，右腿一顿一顿的，我觉得自己的心被抽紧了。同时也看到你的上身从直到弓，再从弓到直，如此反复。右腿打着节拍向前运动，左腿拖着在后面跟随，脊柱随着节拍一直一弓的变化……在那个时候，我感觉到自己的身体有点不舒服。慢慢地我看见你的双腿平行向前移动，再变到左腿带动前行。

右腿打着节拍向前运动，左腿拖着在后面跟随，脊柱随着节拍一直一弓的变化……在那个时候，我感觉到自己的身体有点不舒服。慢慢地我看见你的双腿平行向前移动，再变到左腿带动前行。……当我看见你躺在地板上一点点的拉伸身体时，我觉得我的身体中有了空间……听到你唱歌的时候，我感觉有些惊讶，身体充满了通透感，声音仿佛是从我的身体里流淌出来，我感到温暖。

案例 14：

在刚才的过程中，我看到你做了七组动作：一是膝关节以下的小腿抖动。二是由小腿延伸向上至全身抖动；在这两个动作组里，我感觉很轻松，很愉悦。三是突然跑向垫子拉垫子，我觉得有些困惑，感觉是自己想在垫子上跳，又不确定。四是趴在垫子上，小腿弯曲向上，摇动小腿。五是很长、很粗重的呼气；当这个动作发生时，我感到自己的身体一下子沉下来，一股悲伤从心口涌上来。六是看到你趴着无声的哭泣，我觉得自己的内在没有人能理解，感到好孤独，没有人懂我，我所有的痛只能一个人承受，一个人扛。没有人可以说，也没法说。而那个哭是清澈和无声的，只有眼泪。很久的趴着哭泣。七是翻身仰面躺着，静静的，我感觉很平静、很祥和。

作为见证人（一般情况下没有特殊标明均指外在见证人），需要注意的几点。

（1）见证人要学习全身心的关注动作者，信任、容纳、支持动作者的整个过程，同时保持对此时此地的临在。见证人的这种全身心的关注，如同一个母亲守护着一个探索世界的孩子一样，动作者需要见证人的完全在场，才能感到安全，并有勇气去探索未知；也只有通过见证人的在场和看到，才能体验到被看见的感觉，发展出自己看见自己的能力。

（2）见证而非观察。见证是看见什么就是什么，没有预设，没有假想，没有评判，只是如实如是的观照。专注的跟踪动作者的动作顺序和身体动作状态，动作者在动作结束分享时，可能会忘记自己曾经历过的动作过程和身体状态；或者因为当下被自己的内在经验和情绪所侵扰，而无法跟踪自己的动作，作为见证人对动作者动作顺序和身体动作的追踪，可以帮助动作者看见自己没有.忆起的部分；同时也帮助动作者练习对自己身体动作顺序和状态的觉知，以及对自己身体感知或情绪经验地图拼接的能力。

（3）不要过于积极地干预动作者。因为动作者需要对自己、对房间、对环境的安全负责，动作者是自己安全的第一责任人。见证人评估到动作者没有内在见证人，并且动作可能有危险的时候，必须及时干预。比如有人闭眼大范围的甩绳子，可能会有可预见的危险，因为绳子会甩到在场的其他人，当他持续这么做时，该动作者的内在见证人可能处于迷失或者缺失的状态。此时见证人可以发出声音进行提示，引起动作者的注意。如果提示无效，见证者需要及时进行阻止。当见证人看到动作者有强烈的情绪时，只要动作者没有发出帮助邀请，见证人也不能去付诸行动给予自己认为的"所谓恰当的安慰"。因为动作者需要的是对自己的情感负责任。见证人如果去行动（比如拥抱），就给了动作者一个刺激，而这个刺激对动作者来说可能是干扰。见证人需要相信动作者，他自己有能力处理自己发生的一切。见证人需要的是保持慈悲、容纳和中立。

在团体真实动作中，当动作者去触摸、碰到见证人时，见证人一般不做回应。因为动作者可能并不知道你是谁，动作者自发的和他人互动对他来说非常重要。如果某个动作者的内在见证人不是那么的强健，动作者的强烈情绪宣泄会淹没动作者和其他人时，外在见证人需要叫停。

（4）见证人在见证动作者的同时，也要跟踪自己的内在反应。觉察自己当下因动作者的动作而引发的身体反应，并且在内心默记。见证人内在的这些发生，可能跟动作者当下的情感有关，是见证人对动作者的具身性反应；也可能跟动作者的当下情感无关，而是见证人个人的投射或者反移情。当动作者做出某个特定身体动作，或者是身体部位呈现出某种结构状态时，见证人需要对自己相应的内在感觉有清晰的觉察；同时见证人也需要并对自己出现的情绪和内在想法，如意象、生活事件——无论是过去的、现在的还是对未来想象的内在对话等保持觉察。

（5）在分享时，动作者先说。见证人在分享自己时，需要使用以"我"为主语的陈述句，以描述性的方式去分享自己对动作者动作的见证及自己的内在发生，并保持无评判。不批评、不表扬、不分析、不诠释，更不能打断动作者的分享。带着慈悲之心去倾听，觉察自己在倾听时的内在共鸣和感受。当说出自己的感受时，先说"我看到／我听到……我感受到……"；同时知道这些是自己的，只是作为一份礼物奉献给动作者。动作者可以接收，也可以拒绝。整个过程中见证人不提任何问题！

（6）无论对过程还是对分享，均不抱期待。见证人的反应和动作者的可能完全不同。当见证人觉察见证和内在历程与动作者相反时，见证人需要对自己的状态保持觉察，并慎重分享。

（7）作为见证人可能会没有机会分享自己的感受。在动作者选择不分享时，见证人不能要求其分享。

三、内在见证人

指一种单纯的向内自我聚焦的注意力，是不带任何评判的开放、警觉的存在状态和持续追踪不断变化的身体、情感、思想流动的专注能力。

在真实动作的历程中，动作者不是完全沉浸在潜意识中，而是有觉知的保持对潜意识的迎接。有觉知的对潜意识的迎接，是意识对探索历程的觉知和参与过程。所以在真实动作中，特别强调追踪自己身体动作和内在经验的能力，这也是一种对自身经验的关注、容纳、陪伴、抱持和涵养能力。这种能力，被称之为内在见证人。"虽然潜意识可以自由表达自己，意识的心智依然存在于沉默观察的角色中，'参与，但不指导；合作，但不选择'"❶。无论是动作者还是见证人，都需要有一个内在见证人的在场。

当出现极大情绪时，如果动作者不能自我控制，被情绪淹没了，即表示内在见证人是不在场的，无论是动作者还是外在见证人都是一样。在这种被洪水般的情绪所淹没的情境中，我们会感到无法把头伸出水面，无法站在体验之外，去觉察、感知这种情绪，被情绪卷走了。如果在情绪出现时，你能为自己的动作、情感负责，并且能够继续投入到动作或见证中去，而同时能对自己当下的情绪和动作保持觉察而不被带走，就是内在见证人的在场。

在案例8中，动作者一方面能够感受到恐惧带给自己的吞噬感，另一方面还可以与情绪在一起继续进行对动作未知的探索，就是内在见证人在场的例证。

真实动作训练的目标是看到自己内心的真实。训练中，内在见证人的在场和发展非常重要。内在见证人的发展也与生命早期的经验相关：生命最初的经验之一就是被看见，人是先通过被他人看见而后学会看见自己的，被看见总是出现于看见自我之前。同样，在真实动作中，因为被见证，于是动作者便会发展出一个内在见证人，这也进而帮助他去准备见证另一个人。❷被他人看见的经验，经过发展便内化成为自己看见自己的能力，内化的外在自己——成为了自己的抱持者。当有了一定的自我容纳和抱持能力，才能静待事情的发生，做自己的主人，而不是让情绪及外在因素做自己的主人。当真实动作练习者还很容易被内、外在的情境所带动而没有觉知时，就需要时间发展出内在的见证人，

---

❶ 弗兰·丽芙.舞蹈动作治疗——疗愈的艺术［M］.蔡佩珊，周宇，等译.北京：亿派国际出版公司，2014：51.

❷ ADler J. Who is the witness? A description of authentic movement［M］// PALLARO P. Authentic movement：moving the body，moving the self，being moved. Jessica Kingsley Publishers Ltd，2006：132–140.

这也体现了外在见证人的重要性。

在团体的真实动作体验过程中，动作者感到不安全是很正常的，当动作者感觉不安全或者担心有危险时，可以微微睁开眼睛，但不建议离开。同样也可以通过一对一的方式做咨询或真实动作练习发展出内在见证人。

第五节　真实动作的设置

在真实动作的具体练习中，一般包含四个部分，以铃声作为时间的分界点。这四个部分并不是一定同时都有，时间也不总是固定不变的。团体的带领者需要根据团体当下情况灵活的进行调整。

下文会举例其中的一种设置方式。

一、真实动作的时间设置

热身时间：5分钟；

真实动作探索：5分钟到40分钟；初学者可以设置相对短的时间，有经验者可以设置长一些的时间。

静默时间：5分钟到15分钟；

分享时间：5分钟到15分钟。

均以铃声作信号。

第一部分：热身

在每次真实动作中不一定使用，带领者可根据团体状态决定。

带领者（舞动治疗师）可以给出一个热身的主题或者某一首适合动作者过渡到内在世界的音乐等方式。这是一个方便动作者进入探索的建议或想法。动作者根据主题或音乐，觉察自己内心想怎样表达，对于带领者的建议可以接受，也可以不接受，完全听从自己内心的声音去跟随自己。

第二部分：真实动作探索

时间长短根据练习者的状态和目的而定。不使用音乐，当然也可以不给予任何指导、允许来访者以自己的方式进入内在。是为了让动作者更好地倾听自己的内心，降低外界干扰。（具体内容见动作者与见证人）

第三部分：静默时间

这是一个动作者和见证人共享的时间，也是一个沉淀和过渡的时间。静默是为了让内在浮现出的素材继续沉淀并使之意识化。如果这个时候说话，或者做别的事情，就会阻断刚刚发生的潜意识资讯的清晰化。动作者和见证人各自回到自己的内在，动作者会用文字、绘画、艺术媒材等方式，来沉淀和处理自己内在过程中的经验，将该经验意识化并统整；或者什么都不做，只是静默和自己待着，见证者也是如此。这个时间，需要保持禁语。

第四部分：分享

真实动作中的语言分享，形象化、具体化、概念化了动作者和见证人的经验历程，是对潜意识内容意识化的整合，也是对自己内在感觉进行提取与符号化的再整合与归纳，期间会发现一些在前期动作经验中（包括书写、绘画过程）可能没有意识到的部分。

分享的原则：

（1）动作者优先分享，并决定分享的内容和方式，也可以选择不分享，此时见证者只需去尊重和陪伴动作者。

（2）动作者分享时，见证人用心倾听对方的描述，提供一个足够慈悲、纯净的空间，帮助对方找到内在的真实；同时感受自己内心的共鸣。

（3）分享过程，双方不提任何问题，只是去倾听彼此。以"我看到／我听到／我感受到……"的语句开始，倾听的一方不评判不打断。

二、其他：铃声、目光接触与艺术媒材

（一）铃声

铃声是真实动作开始、进行过程和结束的信号。

动作者和见证人准备到位的情况下，带领者或见证人敲响第一声铃。听到第一声铃响，动作者准备开始自己的动作探索，同时与自己的见证人做目光接触。目光接触的目的，是动作者和见证人告诉彼此"我已准备好"，也可以强化加深体会到见证者的在场以及动作者被见证的感觉。听到第二声铃声，动作者闭上眼睛，开始倾听内心的声音，探索自己。

第三次铃声：真实动作探索结束与静默时间开始的信号。动作者听到第三声铃响，要把自己的思绪和意识从内在慢慢地带回到外在客观现实中。睁开眼睛，和自己的见证人做眼神的接触，让见证人了解自己回到了现实当下的意识状态，同时也解除见证人的责任。

第四次铃声：静默时间结束及分享开始的信号。听到铃声，动作者和见证

人结束自己的书写或绘画等过程，开始语言分享。

第五次铃声：分享结束的信号，也是整个真实动作练习结束的信号。

（二）目光接触

动作者和见证人目光接触：动作者在开始和结束时都要主动和见证人做目光接触。开始时的目光接触，表示动作者要开始做真实动作的探索了，也是告诉见证人需要履行见证职责了。结束时的目光接触，代表了动作者已经结束了自己的真实动作探索，并且从意识上回到了当下；同时也是对见证人责任的解除。

结束的铃声响起，只要动作者没有睁开眼睛和见证人做目光接触，见证人的责任就不能解除。所以动作者在听到铃声后，如果不是特殊情况，都要及时地结束自己的动作，让自己回到现实中与见证人作目光接触，以便给见证人自由，让见证人有时间去处理自己在见证过程中的内在发生。

（三）艺术媒材

动作者或见证人，在经历完动作或见证之后，可能会有一些自己不能用言语清晰表达的感受。选择使用艺术媒材表达感受，是一个帮助自己内在沉淀和整理的过程。静默时间里，动作者和见证人可以选择使用艺术媒材，将自己内在的发生、感受、意象、回忆等表达出来，通过使用艺术媒材帮助真实动作的过程进一步的沉淀与具象化。艺术媒材不是一定要使用，个人可因自己的感觉和需要而选择。

三、真实动作的应用限制

（1）只能适用于有足够自知力的正常人群。罹患有精神分裂症、边缘性人格障碍等各种临床疾病的人，不能做真实动作。

（2）适用于治疗师或有需要人群进行个人成长。也可以帮助开发个人的潜能，提升自己的内在觉察力和发展内在见证人，是治疗师训练自己的有效途径，帮助治疗师提升觉察和疗愈能力。

（3）独自一个人不可以做真实动作，没有经过真实动作训练的人不能做见证人。

第五章 舞动治疗在人际关系团体中的应用

　　个体在人际中得到发展，并且在与他人的互动中找到自己。在心理学的发展历程中，很多心理学家都强调了关系和人际互动在个体发展过程中的重要性，如费尔贝恩（Fairbairn）❶、刚特瑞普（Guntrip）❷、温尼科特（Winnicott）❸、沙利文（Sullivan）❹等。❺我们在关系中寻找确认、在关系中发展自己、也在与他人的互动中建构自己的内心世界。

　　这个过程会经历信任、冲突、开放、独立与分离，然而并不是所有人都能在心理层面完成这个丰富且复杂的发展过程。而团体为我们提供了一个契机，为个体建立安全氛围并成为他们探索人际关系的试验场，帮助团体成员觉察其过往适应不良的人际模式，并能够尝试和发展新的有效人际关系的沟通方式。

　　舞动团体治疗是以人际关系理论为基础的。舞动即沟通，舞动治疗之母玛丽安·切斯（Maria Chace）的基本假设是"舞蹈是一种沟通，而这能够满足人类的基本需求"❻。她深受沙利文理论的影响。沙利文强调尊重每个来访者都是独特的个体，具有人类之间真诚互动的能力。同时舞动治疗也认为这些互动都会被身体记忆下来，在舞动团体进行中，每个成员的人际互动模式都会时刻呈现在他们身体的塑形、动作韵律和内驱力上，舞动治疗师会以此作为资源加以运用和干预。

　　舞动治疗团体从形成到结束往往要经历几个不同的发展阶段，舞动治疗师苏珊·本德（Susanne Bender）提出舞动团体发展的四阶段理论，包括融入

---

❶ 费尔贝恩（W.R.D.Fairbairn，1889—1964），英国心理学家，精神分析学派的主要代表人物。

❷ 刚特瑞普（Harry Guntrip，1901—1975），英国心理学家，客体关系理论的重大贡献者。

❸ 温尼科特（Donald W.Winnicott，1896—1971），英国精神分析学家。

❹ 沙利文（Harry Stack Sullivan，1892—1949），美国心理学家，精神病医生和精神分析理论家，致力于精神分裂症研究。

❺ 朱瑟琳·乔塞尔森.我和你：人际关系的解析［M］.北京：机械工业出版社，2016。

❻ 弗兰·丽芙.舞蹈动作治疗——疗愈的艺术［M］.蔡佩珊，周宇，等译.北京：亿派国际出版公司，2004:21.

阶段、责任阶段、开放阶段、分离阶段。这些阶段贯穿于团体体验的整个过程，了解和评估团体发展阶段、团体成员所处的个人发展阶段、团体动力及评估团体的共同议题和个体的个性化议题，对团体领导者与团体成员均有重要的意义。在这个过程中需要带领者有效地运用团体，尽可能地让更多人在体验中获益。

第一节　团体融入阶段

一、融入阶段的主要任务

团体融入阶段主要任务的关键词：结识、和谐、找寻位置、解释外部设置、重要感、被关注、对他人友好。[1]

（1）结识意味着相互认识。

（2）和谐意味着融洽的氛围。

（3）寻找位置是指要给团体成员探索自己在哪里的机会，确定在团体中是安全的，是有自己的位置的。

（4）外部设置的解释包括团体活动的日期（开始及结束的日期）、时间（开始时间、结束时间）、地点、空间、次数、道具、外部服务人员、守时、出席及因不可抗拒因素而无法出席、录音录像的讨论、保密及保密例外、收费的设置等。

（5）重要感意味着每个团体成员都感觉到在这里是重要的，是被关注的，在舞动团体中通过动作和言语的看见来表达关注。

（6）对他人友好意味着我们欢迎彼此，我们准备迎接彼此共处的时光。

Bion[2]曾提出，无法在团体中体验到安全的成员，在团体中无法感受到被"承载"，因此在团体过程中无法思考和反思，也便难以从团体中获益。个体的人际模式会影响个体在团体中的获益程度。即使不能满足所有人的安全感阈值，但是在团体的开始阶段建立安全的氛围是最重要的任务。

投入一个团体，必须满足下列条件：

（1）当环境条件和外部设置被清晰的确定并且可以评估；

❶　中德舞动治疗内部资料第一阶，第37.页。

❷　比昂（Wilfred Bion，1897—1979），英国著名的精神分析学家。

（2）当团体给个体提供了相应的位置时；

（3）当个体的内心矛盾、思想顾虑存在消失时；

（4）当个体感觉自己对这个团体很重要时。

创建安全的场景，促进带领者与团体成员，成员之间的关系建立是融入阶段的最根本任务。在团体中，我们通常以圆圈的方式开始，这样可以让团体中的每个人都可以被其他人看见，带领者也在圆圈之中。同时适时地打破圆圈也是必要的，圆圈会带来更多的亲密感，一些成员会因此而感到焦虑，打破圆圈则可以帮助其缓解焦虑。

当成员进入舞动空间的那一刻，评估和关系的建立就正式开始了。个体是如何进入到这个空间的，是跑还是跳、是低着头还是抬着头，他走路的姿势是怎样的，身体是收缩的还是扩展的、他会停留在空间的什么位置，动作速度是缓慢地还是快速地，带领者需要时刻关注每个成员，这些透露出来的信息都在告诉着团体带领者"我是谁"，带领者通过自己的身体去感受，通过自己的眼睛去观察。

带领者需要评估每次团体开始之前所呈现出来的特征和状态，比如团体的强度特征，有的团体在正式开始前会表现出非常热闹的场景，彼此主动打招呼玩耍等，此时团体则是一种高强度的状态，那么带领者则需要找到适合并匹配团体高强度的活动内容和音乐。相反，团体若沉默安静，则需要以低强度的活动和音乐开始。尊重团体的动力和需求，顺应其发展规律，当团体准备好时，再找到合适的方式促进和转化。

在融入阶段，团体成员有时候会显得不知所措，实际上他们需要更加具体的指导，比如动哪个胳膊，哪条腿，以及怎么动。在这个阶段，带领者对团体负有更主要的责任，带领者要通过身体动作把团体成员介绍和融合进来。对于那些暂时无法融入而待在圈外旁观的成员，需要有足够的耐心允许他们以自己的方式和节奏加入进来，这也为成员发展其自主性提供了机会。同时也要在适当的时候发出邀请，比如某成员总是游离在团体之外，在集体舞动时，她总是低着头，此时我邀请大家在空间中抬着头张开双臂行走，并以这样的方式和不同的人打招呼。她反馈说这样让她有机会和别人在一起，尽管一开始有点不适应，但仿佛我们一起用身体在空间中飞翔，感觉很舒畅。一个在人际中比较退缩的成员，其身体也呈现出比较收缩的状态，作为带领者需要注意一些在团体融入阶段有困难的人。

二、融入阶段成员的典型动作特征

处在融入阶段的团体成员可能呈现出以下动作特征：同一性、犹豫性、日常性、边缘性。

同一性是指团体成员可能会为了和别人一样，会做出类似的动作。比如当团体的安全性不足够的时候，当带领者邀请大家以不同的动作介绍自己时，团体成员会倾向于选择与他人类似的动作，这样更显得一致和安全。犹豫性体现在成员想做又不敢做，会有些忐忑和旁观，或动作力度和范围很小等。日常性的动作是指来源于生活的，扫地、擦玻璃，或者喜欢的舞蹈中某些动作。边缘性指的是动作通常会出现在四肢（胳膊、腿），而不经常出现在身体中心。

从动作分析的角度看，在融入阶段，成员更多呈现的是束缚和间接；从垂直动作（高—低）找到位置、表现自我到水平动作（一侧—另一侧、前—后）进行交流。❶

从成员所在的空间来看，团体成员可能会呈现出进入还是退出团体等心理矛盾。比如当团体建立圆圈，以圆圈开始时，团体成员会出现"我是站在圈上、圈内（靠近圆圈中心）还是圈外"的犹豫和选择。

带领者要观察到这些动作信号以捕捉每个成员加入该团体的快慢和准备程度，是容易加入还是比较难融入等。带领者需要留意到那些主动或被动站在圈外的成员，并且在合适的时机提醒大家"让每个人都在圆圈上，给每个人留出位置"。或者当带领者看见一些成员位置接近圆圈中心时也可以找到时机邀请他来到中心舞动，并让大家镜像，每个人可以轮流到中心体验。当然对于那些特别不愿意到中心的成员，我们也需要尊重他的意愿并给予耐心的等待。

三、融入阶段的干预举例

（一）初步接触

在此阶段，我们需要做的包括：

1. 熟悉场所空间

场所空间对于团体来说是一个外在的容器，熟悉空间则为接下来的探索提供了安全的外在氛围。带领者会邀请大家在空间中随意走动，在走动时也可以提醒成员去觉察自己在空间中的哪个位置感觉到安全和舒适。

---

❶ 中德舞动治疗内部资料第一阶，第22页。

2.熟悉空间中客观的物体以及团体可能要使用的道具

空间中客观存在的物体都会是团体的一部分，可以让成员去感受和接触那些他很好奇和不确定的物体，让自己明确这些物体是安全的，强化他们对空间的信任感。道具接触的意义也是如此，这些物体和道具在未来团体进行中都有可能被我们创造性地运用。在此需要强调的一点是如果团体主要是注意力障碍的成员，不建议在外放置过多道具，以免再次分散注意力。

3.成员之间的接触和连接

在以上基础上，带领者便可以按照自己的方式让成员之间接触。可以从简单的动作或身体四肢开始，和他们打招呼；带领者可以邀请成员找到一个动作欢迎自己，欢迎他人。带领者可以根据当下的状况创造性的发展各种方式促进成员之间的连接，也可以使用道具。促进成员连接的方式举例：

需要道具：充满气的皮球或者适合扔和抓的软靠垫（以下使用的是皮球）。

（1）成员围成圆圈，用动作介绍自己并说出自己的名字，每个人尽可能的记住大家的名字，也可以提前制作姓名帖贴在身上，以帮助彼此之间记住名字。

（2）带领者使用皮球，让成员顺时针或逆时针依次传递，以顺时针方向为例，当球传递给下一个成员时同时叫出他的名字，依次类推。

（3）熟悉第二步骤并记住自己左右离自己最近的成员名字后，打破圆圈和顺序，让所有人在空间中随意走动，接到球的成员要用眼睛定位在圆圈时顺时针方向的那位成员，并在自己当下的位置上将球传递给对方同时叫出他的名字。

在整个过程中可以根据团体状况随时进行增加内容和调整，比如增加气球2个或3个同时进行，也可以让他们将球往相反的方向传递等。这样一是增加彼此的连接；二是在传球和接球的过程中需要完全专注于当下，促进成员投入到团体之中；三是叫名字可以强化每个成员在团体中的存在感；四是传球过程中也可以帮助带领者观察到成员的身体动作状态，是轻轻地扔球还是很用力地，快速的还是缓慢的，在这些观察之下，带领者也可以将内驱力部分整合进传递过程中，比如一起加快速度的传递或以自己最慢的速度传递等。

所有的发生都是创造性和跟随团体的，带领者要看见每个成员贡献出来的资源并加以运用。

（二）身体连接性的提升

基于在团体融入阶段的动作特征，我们要提升团体成员身体不同部位的连接，提升成员和自己身体中心的连接。连接的目的在于帮助成员感受和强化身体的完整性、为更丰富的使用身体提供基础、感受由身体中心带来的力量等，这些也是促进团体及成员向下一个阶段发展的必要准备条件。提升身体连接的方法也可以是多样的，巴特尼夫基本动作的练习可以有很好的帮助，在此就不详细说明了。举一个更容易操作的例子：

（1）关节是身体各部位连接的纽带，在圆圈中带领成员感受身体上的各个关节，这些关节可以以怎样的方式带动身体部位活动，让大家觉察哪些关节是常用的，哪些是不常用的。

（2）找到那些不常用的关节，多花点时间去关注并使用它们。

（3）"木偶大聚会"，在第二步的基础之上找到合适时机播放匹配的音乐，当音乐播放时关节带动身体舞动，当音乐停时，所有人使用关节摆出不同的木偶造型，此过程可以多次重复。在摆木偶造型时可强调大家更多的使用那些不常用的关节。

（三）共同节奏的发展

共同节奏给了人们在一起的感觉，促进团体成员感受到归属和同在。共同节奏的发展有助于团体安全感的建构，所有成员融入到同一节奏里本身也是团体凝聚力的体现。共同节奏的发展需要一个过程。

在团体围成圆圈之后，带领者运用切斯技法的动作捕捉与发展技术，同时借助于肌肉张力流节奏咬、摇、跳及喷涌等相匹配的音乐，观察和捕捉团体中可能带来共同节奏的动作，促进团体发展出相应的共同节奏。共同节奏的出现也为团体浮现相应的议题和意象提供了基石。

另外一种团体共同节奏的发展方式更加结构化，可以两两搭档找到一起舞动的共同节奏，比如两人一起走动，找到共同节奏和步伐；然后邀请另外一组加入，共四个人一起找到共同节奏，慢慢地发展到整个团体一起。每次的组员合并意味着有新成员加入，每个人都需要调整和找到适应彼此的方式。

（四）建立安全岛

在舞动中，团体成员会承载一定程度的焦虑和不安，安全岛的建立可以帮助人们获得安全感。在疗愈过程中当出现被情绪淹没的危险时，带领者可以提醒个体随时回到自己的安全岛。

建立安全岛的一般方式是通过冥想、舞动和绘画。举例的基本流程如下：

（1）邀请成员在空间中找到自己觉得舒服的地方，并找到舒服的姿势（站着或躺着），如果有需要的话也可以使用毛毯和垫子等道具。

（2）准备就绪后，关注自己的呼吸，深深地呼吸，每一次的呼吸都会带来更深的放松。可以看看身体什么位置需要放松，就把呼吸和放松的讯息带到那里，想象一个让你感到安全舒服的地方，这个地方是你的安全岛。它可以是真实的，也可以是想象的，可以是室内，可以是室外，可能是其他地方（可能是海边、可能是山林中、还可以是乡间，选择让你感觉到最安全、最舒适的场景，山、沙滩、树林、草地等）。

（3）找到那个场景后，继续保持深呼吸，把全部的注意力都集中于这个场景画面。花些时间让自己投入到这个场景之中，尽可能去想象更多的细节，你可以看到什么，你可以触摸到什么，你可以闻到什么，你可以听到什么……动一动你的身体，跟随着音乐舞动出你美好的感觉，尽情在你的安全岛里玩耍。在这个过程中，团体带领者会用言语鼓励"对，就是这样，遵循你自己的节奏和感觉，就是这样跳……"

（4）五分钟之后我会邀请你慢慢回来。和那个安全岛告别，并把它安放在某个地方，在自己需要的时候可以随时回到那里。

（5）回来后可以用绘画的方式画出自己的安全岛并分享。

（五）信任建构

信任建构可以有很多种方式，举例如下：

两人一起拉伸是其中的一种，邀请成员两两搭档从不同的面向拉伸：面对面可以看着彼此，感觉到彼此的支持；侧面拉伸，能够让身体在空间中有更大的活动范围；背对背拉伸时，成员往往会自发背起搭档，被背起的一方可以将身体重量完全放在对方身体上，可以体会到被支撑和被承载的感觉，对于那些感觉到害怕和不确定的成员，背与背的拉伸为他们提供了冒险和尝试信任他人的机会。在此带领者一定要强调安全注意事项。

通过团体的镜像也能够呼应人际的信任和人际间的看见。镜像是"你看见我，我看见你"的过程，可以在团体融入阶段使用镜像技术。

为了允许不同人可以有团体融入的不同状态，可以用弹力圈带围成一个大圆，以弹力圈带为界，在圈带外面跳舞，然后邀请大家进入圈带里面跳舞。这样可以使团体成员的犹豫性、不确定性得以呈现，当我们每一个人本着尊重和理解的态度去分享和探讨整个过程的感受时，直接促进了信任关系的建立。某次该活动体验之后，其中一名成员分享说更喜欢在外圈跳舞，不用太靠近中央，感觉中央的位置不安全。联想到自己在现实生活中也是喜欢游离在团体之外，并不是那么愿意和人接触。这一次尝试离中间更近一点跳舞，开始时他有些不习惯，但也没有那么恐怖了，治疗师鼓励他，他说可以考虑离大家更近一点儿。

四、团体融入阶段的音乐特性和举例

融入阶段适合的音乐特性是富有清晰结构，没有很强烈的情感，团体熟悉的、节奏吸引人的比如一些流行音乐。一些 3/4 拍的音乐也可以给团体传递一种归属感。

音乐举例（格式为歌手－歌名－专辑）：

（1）Traviata– Libiamo ne'Lieti Calici（Drinking Song）–To Rome With Love；

（2）Westlife–Uptown Girl–Ultimate Boy Bands。

第二节　团体责任阶段

一、团体责任阶段的主要任务

团体责任阶段的关键词有澄清内部规则、胜任力、成效、正面对峙、控制、竞争、准则、价值、认可。❶

在责任阶段常常出现的议题有力量、责任、界限、有限、扎根、处理与权威的关系等，有价值、有效率的面对"责任"，团体成员需要具有对产生的问题负责任的态度，并且可以做一些事情以产生积极的效果。

归属阶段团体成员对明确的指导感到高兴，对没有指导的团体形式，可能表现出担心或恐惧。经过归属阶段的"预热"，处在责任阶段的成员开始出现对抗或者不听从指导的状态和动作，团体的动作特点不再和谐，有些成员能够享受冲撞的欢乐，有些团体成员则产生恐惧并退缩。带领者要时刻觉察团体从归属阶段进入到责任阶段的信号，此时带领者也面临着更多的挑战和被攻击的可能性，带领者能否迎接、承载和处理这些挑战和攻击，则成为团体能否顺利过渡到开放阶段的关键。

这个阶段成员需要体验到胜任感和自己的力量。在人际上表现出退缩和回避的人，处于责任阶段的他们，需要开始学习和感受"直立"抬头挺胸的状

---

❶ 中德舞动治疗内部资料第一阶，第10页。

态。发展成员独立性也是重要任务之一，带领者需要给予对方更多地权力和选择，同时成员对独立空间的需求也愈渐清晰和明确。

二、团体责任阶段成员典型的动作特征与注意事项

处在责任阶段的团体成员表现出的动作特点可能呈现出更多力量内驱力（强力的和轻柔的）、方向性动作、肌肉张力流阳性节奏。空间使用更多的出现垂直面动作和轮面动作。

注意事项：

1. 人身及心理安全

人身安全是最基本的原则，尤其是在进入了团体责任阶段，安全地表达自己的不满、愤怒、攻击性等成为责任阶段很重要的议题，每个成员都有保护彼此安全的责任。当舞动团体中有人很激烈地表达自己不舒服的感觉，其他团体成员是如何感知的，以及如何面对这么强烈的爆发，带领者需要看到这些，并可以和成员一起探讨如何做会对成员更有益。

另外一个方面是在舞动团体中，常常会使用一些道具比如棍子，尤其是在团体责任阶段可能会使用道具来"争斗"，此时治疗师要有清晰的指令，强调不能伤人，不能伤己。关于成员之间的"争斗"要保持一定的距离，成员之间的"争斗"重点是在彰显彼此的力量，而非彼此伤害。

2. 尊重成员处在团体发展过程中的不同阶段

真正地表达自己某些被压抑的部分需要极大的勇气和信任，团体成员在个人准备和个人状态方面不尽相同，所以要尊重不同个体的节奏。有成员可能已经很愿意表达自己的不满意和愤怒，愿意和人直面，但有的成员可能还处在融入阶段，不太愿意触碰这个部分，他可能在团体的外围，带领者要尊重这种不同状态。

三、活动干预举例

（一）扎根的练习方法

站立时膝盖稍稍弯曲。站立时膝盖向后绷直会使整个下半身僵滞，试着采取如下的姿势站立：双脚平行分开与肩同宽，双膝微弯以便身体的重量均衡地落在前脚掌和后脚跟之间。身体脊柱保持直立，胳膊自然下垂放松地放在身体两侧。保持这个姿势2分钟。

身体关键部位练习，比如两人一组练习盆骨和髋关节，一个人做下蹲练习，然后胯部从后至前绕圈升起，双脚跐起来，头部上扬，身体直立起来。另一个人在对方需要的时候提供支持和帮助。

用胯部的力量扔垫子，启动胯部的能量。每个人拿一个垫子，团体带领者先示范，要用胯部后下方往前下方升起前后摆动，用身体惯性的力量，而不是手臂本身的力量把垫子扔出去。两两搭档，一人扔垫子，另一人观察搭档是否使用了髋关节和胯部的力量。然后交换角色。

团体中治疗师有时候会引入"树"的意象，在舞动中，邀请团体成员双脚扎根于地面，想象自己是风中的一棵树，上半身可以自由地随风摇晃，下半身稳稳扎根于地面。扎根更多的与身体中心相连接，也可以采用"双脚向下深入大地，双臂向外、向上伸向天空，以这样的姿势迎接团体带来的滋养，将滋养输送到身体各个部位"的意象，使自己体验到扎根的感觉。

（二）人际关系中冲突处理与力量提升

人际冲突在所难免，每个人对冲突持有不同的态度，有人直面，有人逃跑，有人指责，有人讨好，有人压抑。僵化地待在一个状态中都有可能让自己不舒服。

1.力量和对抗练习

（1）使用软垫子练习自己的力量，并把自己的力量展示在自己周围的空间，在自己身体的不同方位上展示。

（2）在个人练习之后，两个人一组，面对面，轮流展示自己的力量，然后两人用垫子来进行对抗练习。

（3）最后一轮是围成圆圈力量挑战，此部分是集体围成圆圈，挑战与被挑战的成员站在圆圈中央，其他成员在周围欢呼支持。带领者可以看看成员准备的情况，邀请一位来示范。A挑战B，B和A都要施展自己的力量，A觉得足够了便退回圆圈，C接替A的位置，依次类推，直到团体的每一个成员都经历过挑战。双方要打出自己的气势，不能打到对方的身体上，比拼的是一种气势。

（4）成员分享自己的体验和实际生活的关联。在一次体验中有成员觉得自己很喜欢冲突，冲突的时候很好玩，敢和他发生冲突也是因为信任他，觉得他可以接受这样的自己。有成员分享说自己在这样的力量对抗中感到不舒服，不喜欢冲突，常常采取回避的方式，因此而不能和人深交，一旦发生冲突，常常会压抑或者放弃这段关系。也有成员说自己不愿意表达冲突和力量，总是让着别人，这样就不用麻烦，也不会惹别人不高兴，在刚刚的打斗中发现自己总是往后撤，甚至会故意输掉。

2. 实际生活中的冲突引入

（1）每个成员拿到一个皮球，用自己的方式玩一会球。

（2）用力地将自己的球砸向地面，在这个过程中想象一位在生活中让自己很愤怒的人，在砸的过程说出自己对这个人想说但没有说出来的话。

（3）慢慢地沉淀自己在第二步骤的感受，将感受用画笔画出来；留一定的空间和时间后尝试去体会被诉说对象的感受，并把这种感受也通过绘画画出来。

（4）邀请成员把第三步骤的两幅画作为冲突的两个部分，分组两两 AB 搭档，自己（A）分别舞出这两个部分。之后搭档（B）镜像 A 的整个动作过程，然后慢慢地加入自己的动作方式将这两部分进行整合和和解。B 在动作时 A 见证整个过程后，再根据自己的感受跳出这两部分的整合之舞。

（5）第四步之后分享，并回到自己的两幅画中绘出可加入和修改的部分。然后交换角色。

在一次团体中某失恋的女成员反馈说："自己很渴望他能够继续在自己的身边，但是他执意离开，刚刚看到搭档舞出了我的悲伤，并且在动作的纠结之后加入了更多的自由，这让我感受到我可以在更大的空间中寻找，我更加愿意放手了，我的心告诉我要尊重这样的事实，我也接纳自己的难过。"

3. 当下的人际冲突处理

就内驱力力量元素中，某次团体中成员 A 的显著动作特质是强力，而成员 B 的显著动作特质是轻柔，同时 B 分享她很害怕呈现强力，认为强力等同于攻击和侵犯，不敢表达出强力。鉴于这样的分享，我们邀请团体成员分成强力的和轻柔的两组，强力和轻柔分别两两搭档，完成动作对话，两人在一起的对话经历以下几个环节：

（1）两人同时使用强力的方式对话；

（2）两人同时使用轻柔的方式对话；

（3）使用你常用的、熟悉的力量内驱力对话；

（4）使用不熟悉的，不常用的力量内驱力对话；

（5）分享。

有一位成员想要表达愤怒的感觉，但是表达不出来，卡在那里。经过一段时间的探索之后，该成员提到不敢表达是因为担心这样会让对方不高兴，在生活中也是如此，他没有办法表达出自己的不满意，一味地讨好，担心别人不再喜欢他。正如上文所述的成员 B 一样，很多人都会把强力的内驱力等同于攻击和破坏，尤其是那些曾经遭受过暴力对待的个体。事实上带领者要做的很重要的一部分则是帮助他们澄清恰当的强力驱力是表达自主意愿不可或缺的内在动力。

另外一次团体进行中，有两位成员发生了冲突，一位成员身体不太舒服，不喜欢强烈的声音，而另外一位成员敲打着非洲鼓，敲打得很有力，无规律。两人完全处在不同强度里面。这位不太舒服的成员很不满意离开了舞动空间，她选择了这样的方式照顾自己。在分享时敲鼓的人反馈说自己忘记了觉察周围人的反应，完全沉浸其中。在生活中聆听别人的需要是我们与他人相处很重要的部分。人际关系中，我们总是在跳"双人舞"，在重要关系中，当不同需要发生的时候，我们如何通过自己的方式去协调和理解。两位成员面对着彼此，在大家的见证下说出了自己的感受和需要，并得到了对方的理解。

人际间的互动总是要去协商，我们不一定能够完全回应和符合对方的期待。在舞动团体中有时候会玩"反应游戏"：两人搭档，一人做指令者，一人做动作者，动作者对指令者的指令做出身体反应，反应的程度可以 25%、50%、75%、100%，反应程度的顺序也可以随机。

我们会根据什么来做出反应？我们常常喜欢以什么样的程度反应？我们是否有选择？对此成员有很多发现，有成员发现自己不能满足对方期待的时候就会逃跑，不敢对对方表达。有成员发现自己总是喜欢 100% 的努力，特别担心自己让对方失望。也有成员发现自己特别讨厌对方无反应……团体会对此进行讨论，有的成员发现自己经常固着于某一种反应状态，通过这样的体验他们看到选择的丰富性，对每个人的不同反应也多了一份理解。

在团体中，人际间的冲突不仅仅体现在成员之间，也会出现在带领者与成员之间。带领者有时给出指令，会出现成员不遵守、不执行，而有的成员又完全服从，此时可以采取的干预方式举例如下：

（1）一共进行四轮。每一轮带领者做出不同的某动作，动作可随机变化。在这四轮中，邀请成员至少有一轮做出与带领者一致的动作，至少有一轮做出与带领者完全不一致的动作，其他两轮自主决定要一致或者不一致。

（2）同样的规则，将动作带领权在团体依次传递进行一遍。

（3）邀请大家分享，比如：在这个过程中发生了什么，与自己在现实生活中有什么关联？

某次团体有成员分享自己在现实生活中总是服从别人，在这里尝试不服从别人还是很新鲜的尝试，而且感觉到了更多的自由。而常常不服从别人的成员觉得偶尔跟随一下也挺好，挺轻松的，这样交出了一些责任，不用那么辛苦，在家里总是希望别人听自己的，觉得操心太多了，让别人安排是不错的体验。

4. 人际界限

界限指的是个体的心理界限。在人际交往中，个体是否尊重彼此的意愿，是否会不断侵入对方独立的空间，个体如何为自己建立清晰的边界、并守护自己边界不被随意侵犯等成为重要的议题。在舞动治疗中建立边界和守护边界则和动作元素中的方向性动作发展直接相关。以下简单举例：

（1）两两一组，分出 A、B 角色。每人选择一根羊毛绳。

（2）A 用羊毛绳设定自己的领地，在自己领地里舞动，找到自在的感觉。B 的任务是设法进入 A 的领地，A 的任务是保护自己的领地。当 A 完成后，两人互换角色。

（3）分享自己的感受和发现。

在某次团体中，有一位女性成员，从小被妈妈管得很严，妈妈甚至会翻看她的日记，不敲门就进入她的房间，规定她放学后必须马上回家，不准留某种类型的头发，直至现在依然要每天向妈妈报告自己的安排和行程，没有任何隐私。而这个成员在团体中呈现的状态总是依赖别人，经常发问的内容就是"我该怎么办？"在上面的环节中她发现自己根本无法阻拦别人进入自己的空间，甚至自己没有反应过来搭档已经进入了。

在分享结束后，我邀请她找一个人做自己的支持者，另外一个人扮演自己的"妈妈"。让她做出守护自己空间的雕塑，在这个过程中带领者会用言语指导怎么样来加强自己的力量：不低头，中正地站立，胯部和臀部与地面垂直，腰杆挺立，一脚在前，一脚在后，稳稳地站在自己领地中，眼睛看着对方，双掌向前推，并大声说"不"。支持者一直站在她身后，需要的时候可以随时寻求她的支持和帮助。

四、团体责任阶段的音乐特性和举例

适合处在责任阶段团体和成员的音乐的特性也是富有结构、节奏感强、充满力量感。要根据团体成员的状态和目标来选择合适的音乐。音乐分享的格式

为歌手 – 歌名 – 专辑。

音乐举例：

（1）Helena Zetova–Black Cat– Ready To Roll；

（2）Vangelis–Conquest of Paradise–1492 Conquest Of Paradise；

（3）She Is My Sin–Nightwish。

第三节　团体开放阶段

一、团体开放阶段的任务

当团体责权被划分后，团体就进入了开放阶段。人际关系尤其是亲密关系也是如此的发展脉络，当彼此吸引、互相靠近之后，总有一些争斗和冲突，有很多亲密关系会夭折在此阶段，达不到真正的亲密和敞开，因此需要有勇气和力量穿越责任、冲突阶段。当团体越过责任阶段进入到开放阶段时，意味着更多的亲密、坦诚、秘密的分享、爱的渴望、性感等，或者激发出更深入和丰富的情感体验。开放阶段并不意味着没有冲突，而是在这个阶段中成员可以更加坦然的去面对和处理冲突。

我们是否可以面对自己的情感需要；是否能够有力量地抱持生命中我们及他人的脆弱、悲伤、丧失等成为开放阶段重要的任务和体验，此阶段成员会有更多的暴露和敞开，可能更多提及过去情感经历及创伤体验，带领者及整个团体成员共同建立富有承载力的容器，以避免二次创伤。比如，在某次团体中有成员在分享自己的创伤体验，有成员觉得受不了进而打断对方的分享，这个时候带领者要进行适当的干预，比如同时关注到这两名成员的状态，并让每个人回到自己的内在，问问自己的内在正在发生什么。可以邀请两人一组把当下的内在状态舞给彼此看，通过彼此见证，让双方都感受到被看见、被聆听。

在开放阶段的关键词有：勇气、共情、尊重、信任、关系中的差异化、情感、保护、宣泄、嫉妒、性感。❶

开放阶段是一个自然发生的过程，带领者要去支持，尤其是有人想要更敞开自己的时候。成员要学习如何去支持彼此，给彼此反馈，这些支持和反馈成

---

❶　中德舞动治疗内部资料第一阶，第14页。

为转化个人议题的重要力量。"每个人都可以决定自己敞开多少"也是该阶段中每个成员应有的权利。有的成员准备好了迎接"暴风骤雨"，有的成员可能还游离在团体之外，有的成员可能正在尝试进入更深的探索，每个人的节奏不一样，跟随、理解和允许这些不同，同时提醒成员使用自我的安全基地。

二、成员典型的动作特征与注意事项

进入开放阶段的团体和成员，动作会更多元和丰富，有了更多形塑的变化，与自己身体中心的连接更强烈，动作多半会从身体中心发出。

从动作分析的层面需要团体成员考虑时间驱力（快速的、缓慢的）。时间驱力和决定有关，也是直觉的前提，团体成员要问自己，我是否喜欢这样的接触？我能否等待关系的发展？此阶段团体成员的动作更多是受到他们内在态度的影响。在开放阶段个体会更多根据自己的需要去随时调整自己的动作空间。

从团体形式来讲，队形是更加自由的，差异化的。成员在空间上的路线也是充满个人风格和个人需要的。

三、开放阶段的干预举例

（一）动作即兴：与内在渴望的连接之舞

（1）闭上眼睛，邀请每个人专注于自己的内心世界，想象在这个世界里，什么是你最想要的，最渴望得到的；

（2）去感受你的身体，看看这些渴望驻留在你身体的哪些地方，找到你自己的方式去照顾这些渴望，并用你的身体舞动出来；

（3）去找到在整个过程中你觉得最美好的部分。慢慢地睁开眼睛，拿一条你喜欢的纱巾代表这个最美好的部分，与它共舞；

（4）慢慢地找到一个搭档，让你们彼此美好的部分（纱巾）相遇，去探索你们是如何相遇和在一起的；

（5）一点点将动作带入结束，将美好的部分储存在你身体的某个地方；

（6）感谢同伴，并分享。

某次团体中有一名成员在这个过程中，睁开了眼睛并提前拿了一条纱巾和娃娃，舞动了一会后开始用脚踢娃娃，后来又使用丝巾把娃娃包裹起来，感受到悲伤……慢慢得她抱起了那个娃娃开始抚摸她……后来的分享中她告诉我们她感受到最美好的部分就是柔软，像纱巾一样，小时候被孤立的情景让她想去温柔的安抚自己，也被其他人温柔的对待。

（二）真实动作（具体理论和实践详见本书《真实动作》章节）

真实动作之所以能够用于开放阶段，主要在于真实动作是自主动作，是接触潜意识、与阴影工作的方式。真实动作可以让体验者跟随此刻身体的冲动，专注于自我意识，能把无意识中的想法带到意识中去。

在一次真实动作中，有一名成员唤醒了过去的记忆，他躺在地上身体不停地左右扭动，双手紧紧地贴在身体两侧，作为外在见证人我感受到了窒息和无法动弹的感觉。分享的时候，我们才知道动作者唤起了小时候被捆起来的事件。在真实动作中他感觉到无力、愤怒，失去控制，被挤压到极窄的空间。后来他不停地扩展自己的身体，然后忽然蜷缩起来，猛力打开自己的身体后趴在了地上，他趴了很久，我感受到了强烈的疲倦感。……我看见他一次又一次用手将自己的身体撑起来，然后掉落到地面上，再用手撑……如此反复，后来加入了脚，手和脚同时使用慢慢地让自己站了起来，他开始小跑，速度越来越快，有一种想要逃离的感觉。分享时他告诉我他想要自由，不想被绑住。

（三）梦的工作

梦的工作总是很深入的，梦是潜意识的表达，是理解自己的绝佳途径。正如荣格所说，理解梦不是靠认知，而是靠内在智慧。荣格说"无意识就在身体里"。因此舞动治疗中的具身过程可以让每个人充分体验、转化。梦的身体体现和创造性表达使得梦被看见和被诠释，梦里表达的冲突、情绪，以及梦所带来的提醒或解决的方向都会呈现。这个过程使得梦与做梦的人分离，让梦者更清晰和直接的探索梦的意义。

团体进入开放阶段时，一般会是成员自己提出要与梦工作或者邀请成员尝试与自己的梦工作，梦有着更多的私密性，这意味着团体成员彼此充分信任，向更深处发展。在团体中，可以分享梦，然后当事人将梦划分出不同的部分和元素，并选择成员担任划分的不同的角色或元素。成员一起舞出当事人的梦，当事人在一旁观看整个过程。

（四）性议题的工作

开放阶段性的议题常常会浮现，经常会被提及的是无法表现自己的性魅力以及对性的羞耻感。从动作分析的角度需要考虑到轻柔、间接的内驱力；扭的肌肉张力流节奏等。

比如一名成员羞于呈现自己的性魅力，缺乏对自己女性特质的认同。她从小看起来就像是假小子，其父母总是提及男孩很好，要求她像男孩一样。我们播放了一首扭节奏的音乐（如 Sway—The Pussycat Dolls），扭动，从手开始扭动，到手臂到肩膀，慢慢地到整个身体的扭动。在整个舞动空间释放自己的魅力，呈现自己的性感。最后我们回到一个大圆圈，邀请她进入圆圈中扭动自己的身体。

然后分成两大阵营，一组超级古板的，一组超级性感的，两大阵营 PK，这样做的目的是为了激发组员的性魅力。

（五）人际互动与整合

在人际关系中，理想的状态是你中有我，我中有你，同时又拥有人格独立的部分。在一段关系中，你是如何爱自己，如何进入到他人的世界，在你们共同的空间又是如何共处的等，这些议题常常是需要处理的重要内容。

针对这个部分的工作举例如下：

（1）把舞动空间分为三个部分：自己的空间，他人的空间，相遇的空间。

（2）邀请组员分别在不同的区域舞动。两个人在自己独自的空间舞动；两人在相遇时的共同空间舞动；邀请对方进入自己的空间舞动。并且在三个不同的空间舞动完之后摆出一个代表自己感受的动作雕塑。

（3）两人记住自己的三个雕塑，并呈现给搭档看，邀请双方把三个空间的六个雕塑编成一支舞蹈。

（4）为舞蹈命名，并在大组中呈现出来。

四、舞动团体开放阶段的音乐特性和举例

适合处在开放阶段的团体和成员的音乐的特性是富有强烈的情感，更富有变化。要根据团体成员的状态和目标来选择合适的音乐。

音乐举例（格式为歌手 – 歌名 – 专辑）：

（1）Michael W Smith –This Is Your Time–This Is Your Time；

（2）Billy Joel—Tell Her About It；

（3）Oscar Lopez–Loving You–Seduction；

（4）Sezen Aksu–Sanima Inanma–Bahane；

（5）Herbert Von Karajan–The Moldau（Má Vlast – Bedřich Smetana）–Herbert Von Karajan Vol.10。

第四节　团体分离阶段

一、分离阶段的任务

团体发展就像生命之河一样一直在流动，不管我们是否愿意接受，经历了融入、责任、开放之后，必然走向分离。每一段关系都有开始、冲突与责任，如果顺利度过前两个阶段，就能够来到开放阶段。每个团体和每段关系不管是否会完整经历这几个阶段，不管我们愿意与否，我们的关系和团体总会有告一段落的时候。团体分离阶段就像是人生中不同阶段的结点一样，人一生中会面对很多次的分离，人的各种关系都会有分离的时候，儿童进入幼儿园，需要面对分离，进入小学、青春期，一段情感关系结束都会面对分离。我们在不断地进入一个开始、冲突、开放、分离的循环过程中，并在此中不断地发展着。实际上不论我们每个人和每段关系是如何发展的，分离是生命中必经的过程，它是个体独立的需要，也是向更广阔世界发展的需要，更是下一个开始的需要。

分离阶段关键词：接受离别、放手、对规范限度的接受、悲伤、愤怒、释然、自豪。❶

分离阶段的主要任务之一则是处理分离，一方面是团体成员之间的分离；另外一方面则是因团体的分离而促发成员在生命过程中的分离议题。任务之二则是回忆和整合前三个阶段的成长、收获以及遗憾。任务之三则是让全体成员共同商议如何面对处理大家已建立的关系，祝福、锚定改变，带走一些珍贵的东西，向现实生活过渡。能够妥善处理分离，并将这种分离的能力带到生活中去，是帮助成员进入新开始的重要契机。

二、分离阶段成员典型的动作特征与注意事项

从动作分析角度上来讲，分离阶段成员的动作以前进和后退为主，富有变化，个体差异性比较大。❷

从团体形式上来讲，处在分离阶段的团体回到最初的圆圈，可以让每个人可以看到和记住彼此，同时慢慢地向团体分散形态过渡。

在团体结束的时候，每个成员会有不同的体验，有的人感觉到自豪，为自

---

❶　中德舞动治疗内部资料第一阶，第 17 页。

❷　中德舞动治疗内部资料第一阶，第 33 页。

己新的突破和成长；有的人感觉到愤怒，因为某种期待没有实现，或是因为对结束不能控制；有人可能比较难进入，很长时间维持在"融入"阶段；有的人可能就没有太大的纠结，有不舍、难过、悲伤等的情绪。

三、分离阶段的注意事项

（一）时间设置

团体准时结束是一种基本设置，最后一次也是如此。有时带领者自己会出现分离焦虑，无意识的延长时间，对此带领者要随时保持觉察。当然团体成员也会无法面对分离，而一次次的用自己的方式延长团体结束时间，带领者要适时地打断提醒，同时也要表示理解。

（二）为分离做准备

在团体快要结束的时候不进入更多的探索和深入，就像病人做手术一样，该阶段是已缝合出院的阶段。以免触发更深的议题和情感体验，却又没有足够时间处理，可能会给成员带来二次创伤。如果有成员提出更多未完成或之前未曾提及的议题邀请他们寻找新的可能。在结束前两三次提醒团体还有几次的见面，并邀请他们看看在剩下的时间里可能实现的是什么，他们还想为自己做什么。这样是让团体成员为自己的成长负责，也是让团体成员知晓团体的进程与安排。

（三）提醒保密

保密是团体最重要的规则，除了团体开始阶段要有保密的承诺外，带领者在整个团体过程中都需要不断提醒成员恪守保密原则。到团体最后结束时，带领者需要再次提醒大家遵守保密的承诺，即离开团体后，不议论和公开团体中成员个人的隐私，继续尊重他人和维护他人的权益。

四、分离阶段的干预举例

（一）"过去"和"现在"的觉察之舞

（1）用羊毛绳把房间划分成"过去"和"现在"两个空间；

（2）成员在"过去"的空间里跳出曾经在关系中自己的样子，身体旧有的方式。感受我们习惯性的身体会做出什么样的状态来；

（3）邀请大家过渡到"现在"的空间，看看我们经过团体之后我们是否探索到了新的方式，新的方式是什么？用身体动作呈现出来。在这一步要关注到所有成员的状态，有的成员可能会顺利过渡到"现在"空间觉察到自己的改变；有的成员可能会一直待在"过去"的空间中；有的成员可能会一脚在"过去"，一脚在"现在"等。带领者要允许所有可能性的发生，引导他们去觉察"自己正在发生的状态"。

（4）无论怎样，都试着去感谢自己为了这些改变所付出的努力、为了寻求改变而付出的坚持或者抱持自己在寻求改变之路上面临的不确定等。

（二）整合团体历程中的洞见

在每一次舞动中都可能会产生一些洞见，这些洞见可能是以文字的形式记录下来，也可能是以绘画的方式绘制下来，也可能是以诗歌的方式吟唱出来，或者是通过身体动作雕塑来加强，在团体分离阶段，大家可以把所有这些洞见都用身体舞动整合起来，并邀请一部分先舞，一部分人来见证。或者每个人依次在圆圈中央舞动强化自己的改变。

（三）分离议题的处理

团体分离阶段必然会触发成员在过去生命历程中的某种分离体验，再次感受到分离焦虑和丧失感。此时团体成员常常会出现与"责任阶段"相似的行为特征和情绪，比如会出现一些攻击性行为的特征或者很愤怒的情绪，觉得没有达到预期的目标以及对与其他成员建立的关系感到不满意等，带领者要去觉察所有的发生，并妥善处理分离带来的愤怒和深深的悲伤感。

比如某成员对其他人不满，便可以将团体中正在发生的不满意过渡到现实中的不满意。该成员在生活中是否曾经经历过某次分离，在分离中对某人有过很愤怒的体验。带领者要去承认和关注到这种真实感受，协助对方表达出这样的体验以及探索在该情绪之下成员的真正需求和渴望。

团体作为一个容器让这些感受得以安置，同时去强化成员在团体中获得的爱与支持，将这些痕迹和温暖深深的储存在身体和内心中，当成员在现实生活中需要这些时，积极地去调动在团体中经历的美好的回忆和资源。

（四）遗憾和感谢之舞

在圆圈中，在成员的见证下，找到你觉得在团体历程中因各种原因无法深入交流的组员，走到他的面前邀请他共同跳一支遗憾之舞；或者找到你特别想去感谢的某个组员，走到他的面前邀请他共同跳一支感谢之舞。

（五）告别与祝福

告别和祝福的方式有很多种，带领者可以根据情境和每个团体的状态自由创造。比如祝福的方式可以让所有成员在圆圈中依次向团体的每一个人做出自己祝福的动作，并且这一切也都在其他成员的见证下发生。曾经某团体最后一次的见面中，大家发现有一位成员并没有到来，在告别祝福时为了表示对那位成员的不舍和爱，有人专门提出现场给她打电话，让每个人都说出对她的不舍和祝福。打破圆圈，让成员之间自主地去表达对某人的祝福和感谢也是十分必要的。

带领者也可以选择一些成员在团体中分享的重要感悟，并将这些感悟写在小卡片上作为纪念物送给团体成员。也可以让成员带一些愿意赠送给团体其他人象征性的小礼物，放在团体中间让大家带走自己想要的。这些物品是一种象征，它承载和连接着彼此之间的共同情感，尽管大家分开了，但从某种意义上来讲，在生命深处大家还是相连的，有助于成员的分离和新的开始。

五、团体分离阶段的音乐特性和举例

适合团体分离阶段的音乐特征是支持性的、结构性的，要根据团体成员的状态和目标来选择合适的音乐。

音乐举例：

（1）Josh Groban–Hymne A L'amour–Classical Crossove；

（2）Marilyn Martin – Separate Lives（Love Theme From White Nights）–White Nights；

（3）Gloria Gaynor–I Am What I Am—Ten Best / The Millennium Versions；

（4）Hayley Westenra – Never Say Goodbye–Wuthering Heights；

（5）Judy Collins – Amazing Grace–Whales & Nightingales。

人们总是为如何相遇，如何相处，如何离开而纷扰，舞动是一种非常棒的方式让人们相遇，让人们互相理解，让彼此更多地懂得，学习"你是你，我是我"的不同，体验"我和你在一起"的纯粹、纠结、冲突，也感受深深的亲密与爱。理解彼此都有被爱、被拥抱、被看见、被理解、被支持的深深渴望，也了解彼此有不同的期待、需要、经验。在人际中寻找联结、寻找自己、获得成长。

第六章　舞动治疗在内在小孩疗愈中的应用

　　在成长或治疗团体中，当一个人再次恢复"内在小孩"的生命力时，他可能兴奋地尖叫、笑、哭、跳舞、唱歌、跑来跑去……这个时刻，没有害羞感、没有恐惧感，没有愧疚感，只有生命力在展现，只有花朵在绽放它的芳香。

　　每个成年人内心都有一个"小孩"，在成长经历中，他可能是受伤不快乐的，可能是健康活泼的，也可能是两者皆有的。很多时候，我们会忽略他、拒绝他、批评他、遗弃他……所以，我们会感到自己不够好，我是没有价值的，甚或憎恨自己。因此，重新接纳、爱护及拥抱"内在小孩"是成长的一个重要标记。

　　本章总结了笔者的临床经验，阐述如何将舞动治疗应用在内在小孩的工作上，提供了一些原则、技巧及方法。文中介绍了内在小孩的工作模式、列举了十六种原则及技巧，另外介绍了三十二种具体介入方法、活动变化和反思，为各种创造性艺术治疗师及其他助人工作者，提供了有价值的参考。

第一节　内在小孩疗愈的相关理论

一、什么是内在小孩治疗

（一）成长过程中产生很多"未完成的事件"

　　在中国家庭的文化里，我们不会被接纳或鼓励表达负面情绪，为了获得父母的爱和肯定，我们会压抑、用理性思维去解决或逃避一些成长中的伤痛经验，但这些负面情绪或伤痛经验并没有消失或化解。而是潜伏在潜意识里、神经系统、肌肉或身体器官上。久而久之，身体承担着这些伤痛，病痛就随之而来，当别人踫触到你的伤痛时，情绪就会爆发出来。

　　在社会经验中，为了生存，我们也会吞下一些不公平的对待，被指责、被诬告、被虐待……同样我们会自动采取相应的应对方式（压抑、理性化或逃避……），产生很多"未完成的事件"。

　　一些伤痛经验，若不处理，我们将会带着受害者的心态或成为另一个指责者或施虐者，有可能会给身边的人带来伤害，我们需要面对这些"未完成的事件"，例如：将一些情绪释放出来；转化或解除一些缺乏弹性、限制潜能、阻碍能量流动的信念及规条；将内心未说出的话表达出来……当"未完成的事件"被完成后，将有一种和谐、宁静和喜悦的感觉！

（二）"表达"或"释放"是一个核心的治疗元素

　　根据"能量心理学"及"身体导向心理治疗学"的研究，情绪是一种能量，若不将它从潜意识及身体中释放出来，人们将无法得到真正的放松及宁静。而释放的方法必须对自身及他人是安全的、有效的。

　　表达或释放是一个核心的治疗元素。透过表达，被卡住的情绪或身体能量才会流动。可以说，能量不流动或聚积会引起各种身心不适，如疼痛、内分泌失调；严重时，更会发展出高密度的癌细胞。对着信任的朋友倾诉是一种表达，对着枕头说话是一种表达，写信、打枕头、舞蹈、绘画、即兴敲击……每一种有疗愈效果的方法表达和释放都起着重要的作用。

（三）"表达"及"承载"情绪是两种不同的能力

　　面对内在小孩的伤痛情绪时，我们可以选择表达或释放（如身体动作、哭、叫……）。也可以选择承载它们（不是压抑），去深入接纳，去观照它们，向情绪和生命说"是"……这两种能力，一阳一阴，同样重要，缺一不可，在疗愈过程中可交替出现。

（四）内在孩童治疗是一种十分人性化的过程

　　在一个安全及信任的环境中，在不伤害自己及别人的前提，你可以透过言语或运用各种身体元素去表达任何内心真实的想法，真实的感情，表达你压抑的情绪……没有批判，只有接纳，接纳你成为一个人，一个有血有肉有感情的人，成为真实的自己。这种疗愈现象就像回到一个小孩子的状态，身体拥有自愈能力，身体能全然地表达情绪后，就可以活在每一个当下。

（五）治疗的目标是一种"再连结"的过程

　　治疗的目标是再次连结我们的本质或真实的自己。对大多数人来说，再连结一个爱的客体是十分重要的。

二、内在小孩治疗的概念

内在小孩治疗，是近二十年颇为引人注目的心理疗法。在欧美盛行，甚至将之称为内在小孩运动。由最初治疗师在复杂的个案，如上瘾行为、虐儿者／被虐的儿童或创伤后压力症（PTSD）个案身上，发现绝大部分曾经历童年创伤。而近十多年，内在小孩的概念甚至应用在大众身上，其主要目标在于提升个体的自尊与自我价值感，增进自爱与自我滋养的能力。根据文献报道，许多学者曾融合内在小孩治疗于其治疗过程中，并得到良好的效果。

内在小孩疗法并不是一个统一的理论或方法，不同的学者与实务工作者往往从不同的角度理解。

虽然对于内在小孩的看法不尽相同，但仍有其共通之处，具体如下：

（1）内在小孩疗愈的主要目标在于提升个体自尊与自我价值感、增进自爱与自我抚慰的能力。以麦高夫（Mcgough，1991）的话说，是帮助个人与其自我建立正向的治疗性关系。

（2）内在小孩疗愈并没有统一的治疗步骤和技巧，因而只要基本理念一致，不同理论取向的治疗师可以依其擅长的技术与步骤达成目标。如斯温（Swain，1995）使用意象法、本顿（Benton，1990）采用心理剧方法协助酗酒者及其家庭、卡梅伦（Cameron，1991）使用个人哀伤仪式、皮库奇（Picucci，1992）用角色扮演法、盖耶（Guyer，1995）使用催眠加上意象法、麦高夫（Mcgough，1991）则透过鼓励个体写日记等。

（3）内在小孩疗愈时，不论内在小孩所指涉的是过去创伤、童年记忆、次人格，或内在超越力量，重要的关键在于个体能否确实感受其内在小孩的存在。一个人只活在头脑中，远离我们的身体、情绪和心灵，就等于遗弃内在小孩。

（4）除了内在小孩外，治疗师还需要协助个体找到内在滋养性父母及面对内在批判性父母。

（5）内在小孩疗愈处理的是个人与自己的关系，重要的不是现在或过去发生了什么事，而是当事件发生后，个人与自己的关系是否改变，以及个人如何对待自己。如果一个人与自己的关系亲近，则生活将充满活力、充满创意与能量；若关系是疏离的，则对生活容易感到厌倦、无力及无意义。

总之，内在小孩是指一种孩童次人格，是一个人的情绪自我或个人情绪记忆，储存在潜意识、身体或神经系统里。

内在小孩的种类包括：容易受伤的小孩、哀伤的小孩、愤怒的小孩、恐惧的小孩、创造的小孩、爱玩的小孩、喜悦的小孩……

神奇/健康小孩的特质包括：喜悦、好奇、活力、爱玩、探索、创造力、敏感、直觉、自发性、活在当下、爱……

受伤小孩的特质包括：不负责任、吸引注意力、脾气暴躁、上瘾行为、操控的、恐惧、不信任、悲伤、羞耻及内疚、过度自制/过度放纵……

三、什么是内在父母

内在父母也是一种次人格，一种内在声音，或对个人的情绪经验的一种感受，可分为内在批判父母及内在滋养和保护性父母。

从胎儿出生到成长，潜意识里印记了父母各种批判或否定自己的声音。这些声音不停告诉你：你不够好、你没有用、你是多余的、你是错的……这种印记直接影响你的自尊感。

潜意识里也印记了被父母滋养及保护的经验，成为个体疗愈的重要资源。假若个人缺乏这种经验，治疗师就要协助个体发展这个部分，成为内在小孩的父母。

> 有一天，我告诉我的"内在小孩"（Inner Child）：从今天起，我就是你的父母，我会好好照顾你，爱你，拥抱你，满足你的需要……我不再期望父母满足我的"内在小孩"，我明白他们有困难，他们内心有很多恐惧及伤痛，他们不懂得去爱……当我放弃这个期望，及释放被压抑的情绪时，一个新的空间再次出现，内里感到宁静及放松。当我回到生命原点时，回到我存在的核心时，爱的能量会自然流动，不是父母有什么改变或做了什么事情，而是我本性的爱自然流动起来。
>
> ——阿玛诺·舒美陶（Amano Sumito）
>
> 摘自：《生命原点——一个治疗师与身心灵的亲密对话》，内在孩童篇

第二节　舞动治疗在内在小孩疗愈上的介入技术与方法

一、介入原则及技巧

1. 提供足够的安全感及保护

治疗过程要为个体提供足够的安全感及保护是最为重要的前提，当个体对治疗师和组员的信任及感到安全时，才能逐渐放下人格保护层或防卫，疗愈受伤的小孩。

2. 拥抱内在小孩及成为其父母

强调只有个体自己才能成为内在小孩的父母，没有人能代替你或为你效劳。

（1）接纳、拥抱受伤和健康的内在小孩是治疗或个人成长的第一步。

（2）任何身体的感觉及情绪都是被允许的，有其价值，需要被看见、被肯定及被陪伴。

（3）不要让内在批判的声音阻碍内在小孩的表达，尊重其表达的需求。

（4）满足内在小孩的需要，让你的身体表达对内在小孩的爱，成为其父母。

3. 运用舞动治疗的特点

运用形体动作即兴舞动作为介入工具，其特点如下：

（1）身心相连

从身心合一的观点来看，身体不仅是一种表达、沟通，也是心灵状态的具体呈现。

（2）间接、非入侵性及安全

对个体潜意识中的影像、象征物及隐喻等心理结构进行介入；而且尊重个体的步伐及意愿，过程是以一种邀请性的态度进行。

（3）非语言为主

个体不一定需要用说话表达自己的故事。

（4）即兴形式进行

个体并不需要事先准备如何舞动。

（5）动作本身就是一种良药，能引发创造力、乐趣、满足感，自愈能力舞动引发及发展与生俱来的各种能力及资源。

4. 重视舞动的自发表达而非表演

并不强调舞动技巧，没有对错美丑之分，着重内心经验的体会及转化。当个体放下对错、美丑、好坏的观念或批判时，身体、头脑及心灵就会放松下来。此时，一种自发性的创造力表达，就从内在的核心涌现出来，这股创造力会带来极大的满足感和喜悦。

5. 强调能量流动的介入

治疗师去看、去听、去感觉整个治疗过程的能量流动，同时也重视环境中的能量讯息，如灯光、布置（彩布、花……）、气味、音乐的运用……

6. 重视情绪的净化

情绪是一种能量，若不将它释放或表达出来，你将无法得到真正的放松及宁静。而释放的方法必须是对自身及他人安全的、有效的。在情绪释放中，透过声音及眼泪，我们可以释放出不适的情绪能量，而一些无意识的动作表达，会透过主要关节，如肩关节、髋关节、肘关节、膝关节、脊椎，甚或一些细小关节，如掌指关节，也是能量释放的出口。

将思想及情绪垃圾清倒出来，就会感到那份宁静、喜悦及放松的状态。个体允许自己表达次级及核心情绪：恐惧、悲伤、内疚、羞耻及愤怒等，特别是对自己的愤怒的释放。

7. 强调人性化的接触及表达

在信任及安全的环境下，个体的内心感受得以表达出来，个体可放下心理防御机制，允许自己脆弱无助的心灵状态呈现出来，被团体或治疗师等人的爱所接纳和承载，比如成员会因感到伤痛或者喜悦而自然地拥抱起来。

8. 强调身体及情绪导向

从身体导向的角度，创伤是记忆在身体里，包括神经系统、肌肉、器官、细胞、筋骨、软组织、筋膜……透过各种身体元素，如声音、动作等可将情绪记忆表达出来，这有助于恢复个体的思维功能，做出较客观冷静的判断。

9. 强调以人为中心

一种邀请性及非批判性的态度，个体会感到有空间去自由决定是否跟从治疗师的引导。在接纳、温暖及同理心的氛围下，个体内心的恐惧、羞愧会被逐渐缓解，感到安全及信任是启动内在疗愈的重要元素。

10. 一种共同创造的旅程

治疗师与个体共同创造疗愈的经验，这是基于一种平等的关系。治疗师是以引导者角色，引发个体的内在疗愈历程，接触内在资源。

11. 道具及音乐的运用

合适的音乐及对象都可以成为治疗上的工具，如彩布、椅、枕头、报纸、敲击乐器、人型布娃娃……协助个体表达和整合各种被压抑的情感。

12. 团体动力的运用

在团体中，一个人的伤痛再不是一个人去承担，而是治疗师与其他成员陪伴或支持共同去面对。

总之，治疗师运用直觉力，根据个体当下的身心状态、需要、情绪、团体动力及环境等因素，带出千变万化的疗愈过程。就算同一个活动，在不同的人、时空，也会有不同的变化。也可为某个成员，实时设计一个治疗性活动。

二、介入方法

每次的介入会根据成员的状态、需要、对活动的反应、治疗师的直觉等因素而有所不同。以下只是一些活动大纲做参考：

1. 建立安全及信任的氛围

在内在小孩疗愈的旅程上，无论是团体或个人，建立一个安全及信任的心理环境尤为重要。

在未进入活动环节时，除了简单互相认识外，还会定下团体规则，如守时、保密、活动时的安全事宜、聆听内在的声音、对自己的体验及情绪负责等事宜。

2. 引起动机（Elicit the Motivation）

活动 1：播放一些有关小孩玩耍及婴儿笑声的影片，引起大家的童年回忆，回忆曾经有过的孩童经验，完成后互相分享。

活动 2：播放一些有关婴儿受惊吓或小孩生气时身体自发性释放情绪能量的影片，完成后互相分享。

一般情况下几乎所有成员对影片内容都有共鸣及准备好去探索。

3. 暖身活动

活动 1：打开身体

指引：带领参加者做体验身体的收缩与打开的动作或舞蹈。

活动 2：唤醒身体

指引：邀请参加者拍打身体不同部位，由脚到头或相反方向都可以。

变化：在音乐的带动下，治疗师可说出不同身体部位，该身体部位就舞动起来。

活动 3：圆圈舞

指引：邀请参加者围成圆圈，参加者手拉手，想象自己就像小孩子，身体随音乐自由舞动时，也试着去感受与其他成员的连结。

变化：可发展不同的动作形态：如前后方向、上下方向、左右方向、不规则形状、接龙等。

活动 4：用动作、声音介绍自己

指引：组员站起来，围成一个圆圈，即兴用一个简单动作介绍自己，其他成员跟随。

变化：

·在做动作时，可叫出希望别人如何称呼自己的名字，其他成员同样跟随。

·可将动作缩小、放大、加快、变慢；声音也可加入高低音等变化。

·可以用声音取代动作来介绍自己，如哗啦啦。

一般情况下，团体成员对身体的觉察会加强，更重要的是暂时放下对身体动作的各种制约或控制，也让身体可以经验舞动的乐趣；这个时候，个人的内在小孩，特别是喜悦、活力的内在小孩会呈现出来。

另一方面，从暖身活动开始，透过动作特质的改变，逐渐增加、扩大成员的动作库。

暖身活动不需要多，一两个就足够了，让成员有充分时间去体验。

4. 透过舞动呈现内在孩童的不同面貌

活动 1：与内在小孩共舞

指引：准备不同年龄大小的儿童布偶，让参加者用直觉挑选代表自己的内在小孩，然后与其共舞，完成后，分享其体验。

变化：可用其他道具，如椅子、丝巾、布、枕头等。

活动 2：与内在小孩对话

指引：准备不同情绪面貌的儿童布偶，让参加者用直觉挑选代表自己的内在孩童，然后与其共舞，完成后，分享其体验。

活动 3：体验小孩成长中的不同特质，邀请成员运用想象力，用身体呈现内在小孩不同的特质，如创造力，活力等。

指引：也可通过外在指导语，让参加者回到刚出生的景象，日复一日地长大，用身体表达不同阶段的动作行为，诸如：触摸东西、抬头、翻身、用四肢爬行、四肢朝天、滚动身体、坐立、站立、学习走路、跑步等动作。

5. 体验心理及情绪发展过程中的十种动作节奏

指引：

（1）治疗师先介绍凯斯腾伯格（Kestenberg Amighi et al.，1999）的十种肌肉张力流节奏，依个人性心理发展阶段，分成阴柔或阳刚两大类，包括：

发展阶段	阴柔节奏	阳刚节奏
口欲期吸	（吸吮）Sucking	咬（咀嚼）Snapping / Biting
肛欲期扭	（扭动）Twisting	压（收紧、释放）Strain / Release
性蕾期流	（流动）Running / Drifting	中断（起－停）Starting / Stopping
内生殖器期摇	（摇晃、摇摆）Swaying	分娩 Surging / Birthing
外生殖器期跳	（跳跃、蹦跳）Jumping	喷涌 Spurting / Ramming

（2）治疗师带领参加者做出不同的动作节奏，然后在团体中分享内心体会。

（3）然后两两搭档 AB，A 坐着，B 在每轮仅用某一节奏在其背上按摩，如吸（吸吮）或咬（咀嚼），感受这些节奏所带来的不同身体感觉。A 感受每一节奏带给自己的感觉。

（4）完成后互相分享，然后交换角色。

变化：A 或 B 要求另一人在身体某部位做出某种动作节奏，让身体这部位能充分体验。

这十种节奏，反映出个体在不同阶段的生命需要。某些成员可能缺失或固着在某些动作节奏上，借此活动来探索和觉察个体在发展历程中的缺失和阻碍，增强心理功能。

这十种肌肉张力流节奏会带来身心不同的感觉。比如"吸"的节奏，是一种回到婴儿期吸吮母亲的乳房的动作节奏，会有可能让成员感受到身体及心灵被爱护及滋养。

6. 增强个人边界感的练习

对一个童年曾受创伤的个体来说，身体的边界感是模糊的，甚至是没有这个概念，透过动作及声音，重新建立或发展个人边界感。

活动 1：感觉身体的边界

指引：

（1）打开双脚与肩同宽，双脚踏实地站在地板上，膝盖放松。

（2）邀请参加者伸出一只手，触摸自己的身体，慢慢感受身体的边界。

（3）然后，伸出一只手，慢慢用手感觉自己周围的空间，特别是一些容易忽略的个人空间，如头顶、背后等。

（4）完成后，观察内在的经验。

活动2：说"不"练习

指引：

（1）成员伸出一只手做出向外推的动作，强力说"不"。重复这个动作及说话，也可调节说话的语调及动作速度。

（2）想象一个人或事件，对他／它说"不"。

（3）完成后，观察内在的经验。

变化：两人一组，四人一组或整个团体去练习。

活动3："离开我"练习

指引：

（1）肘关节交替向后推，并喊叫"离开我""走开"。

（2）想象一个人或事件，对他／它说"离开我"。

（3）完成后，观察内在的经验。

变化：两人一组，四人一组或整个团体去练习。

一般来说，成员都很喜欢这个练习，增强个人边界感是一种内在力量的建立，成员会感到一份力量感，激发面对困难的勇气。学习说"不"，减少边界的模糊，面对施虐者时，减少被侵犯的机会。

7.透过动作释放各种压抑的情绪

活动1：与不同情绪共舞

指引：治疗师准备不同情绪调子的音乐，如悲伤、恐惧、愤怒、愉快、兴奋、平静的音乐，邀请参加者放下思想，让音乐带领身体即兴的舞动。

活动2：像孩子般发脾气

指引：想象自己像个小孩子，左右脚交替踏地，速度由缓慢逐渐加快，最后像孩子般乱发脾气，一会儿，慢慢回到平静状态，观察内在经验。

活动3：重复身体台词

指引：

（1）两人一组，选择一句台词如"我恨你"，双方重复这句台词。

（2）重复以上练习，这次运用不同语调去表达。

（3）重复以上练习，这次运用整个身体去表达，包括动作，姿势，不同语调……

注意：

·每次约二分钟，停下来，观察内在经验，身体的感觉、情绪、能量的流动……

·双方不可以有身体接触。

·每次可交换新伙伴，会带出不同的经验。

·表达时增加强度，增强夸张感。

·可配合一些强烈节奏的音乐，以加强情绪表达的效果。

·昏暗灯光的配合，较易放下防卫。

变化：1）想象一个你憎恨的人，将内在的愤怒表达出来……

2）可改变台词，如我爱你、我怕你、我需要你等。

活动4：情绪释放

指引：组员围成一个圆圈，中间放一个黑色的玩偶，想象这个玩偶代表一个你愤怒的对象，在互动中你曾经感到受伤及愤怒，这可能是你的父母、师长、朋友等重要的人，当听到节奏强劲的音乐时，让你的声音及动作表达出对这个人的愤怒，带着意识尽情地表达，直至你感到愤怒的情绪已离开你的身体了。然后，可以允许自己的悲伤情绪出来，如你愿意的话，可以让自己哭出来，直到感到平静为止。

治疗师也可以带领大家用动作拥抱自己，滋养自己的心灵。

情绪释放是一种很人性化的表达，就像回到一个小孩的状态，在允许及接纳的氛围下，让身体安全地表达自己真实的感受及需要，并重新回到妈妈的怀抱里，身体便放松下来，头脑也会停止各种负面的想法，重新活在当下。

当然，很重要的一点是释放的过程，是带着意识去进行，没有意识的释放，就是发泄；有意识的释放，无论低强度或高强度，就是疗愈的开始。

对愤怒的能量有足够及深入的释放（特别是对自己的愤怒），让愤怒背后的恐惧及悲伤被看见及表达尤为重要。

8.面对批判的父母

活动1：表达内在批判的声音

指引：

（1）参加者在一张画纸上，写下或用画笔画下过往的成长规条或内在批判的声音。

（2）参加者回到身体的感觉及情绪，觉察内在的动能，然后用舞动将画中的内容表达出来。

（3）完成后互相分享。

活动2：重复身体台词

指引：

（1）两人一组，一个扮演父母；一个扮演小孩，双方从第一部分开始，选择其中一句台词，不断重复这句台词：

第一部分：

·是（小孩）vs 不（父母）

·可以（小孩）vs 不可以（父母）

第二部分：

·我想要（小孩）vs 不可以（父母）

·我想做（小孩）vs 不准（父母）

·我做得到（小孩）vs 你做不到（父母）

·我不做（小孩）vs 你要这样做（父母）

·不要走（小孩）vs 我要走（父母）

第三部分：

·我很生气（小孩）vs 不准生气（父母）

·我想哭（小孩）vs 不准哭（父母）

·我很怕（小孩）vs 不准怕（父母）

第四部分：

·你的错/问题（父母）vs 不是（小孩）

·你没用（父母）vs 不是（小孩）

·你真笨（父母）vs 不是（小孩）

·你不负责任（父母）vs 不是（小孩）

·你带来晦气/恶运/厄运（父母）vs 不是（小孩）

（2）双方逐渐加入非语言/动作元素。

（3）完成这一阶段后，扮演父母的成员变成一个聆听者，而扮演小孩的继续用非语言及动作元素表达其真实情感，父母用心去聆听、不批判、不解释。

（4）完成后互相分享。

（5）然后交换角色。

注意：

· 双方可在不同部分中选择不同台词。

· 参加者可选择最切合自己经验的台词。

· 每次约两分钟，停下来，观察内在经验，身体的感觉、情绪、能量的流动

· 双方不可以有身体接触。

· 每次可交换新伙伴，会带出不同的经验。

· 表达时增加强度，增强夸张感。

· 可配合一些节奏强烈的音乐，以加强情绪表达的效果。

· 昏暗灯光的配合，较易放下防御。

内在批判主要来自童年时被父母批评的声音，也包括疏忽，控制等态度，印记在潜意识及神经系统里，长大后成为紧箍咒，成为内在批判。这个阶段的活动进一步让内在小孩被压抑的情感表达出来。随着边界感及力量感的增强，成员多能为内在小孩发声。

活动的设计将批判的父母变成一个愿意聆听的父母，一个足够好的父母，这个过程让内在小孩表达其情绪、需要及期待，修补过去情感经验上的缺失，转化童年时形成的偏差信念。

这个活动会引发参加者被压抑的强烈情绪经验，治疗师以实际情况调节强度，给予足够空间让成员表达及恢复平静，需要评估以免情绪强度超出成员所能承受的强度。

9. 连结滋养及保护性父母

活动 1：守护天使之舞

指引：两人一组，一个扮演小孩，另一个扮演守护天使。小孩在前面自由舞动，天使在后面支持小孩对世界的探索旅程。

活动 2：一只手在背后

指引：AB 两人一组，A 放松身体，将注意力放在背后，B 将一只手放在 A 背后，A 可要求调节这只手的力度及位置，待一会，感受这只手想对 A 说什么？A 收到讯息后，B 以 A 喜欢的语调及速度重复对 A 表达。

活动 3：滋养的手

指引：

（1）AB 两人一组，A 想象自己是一个小孩，用手介绍自己的个性、喜好，

B用手去聆听；

（2）然后，A用手去分享自己成长经验，包括开心，不开心的经验；这时，B用手去聆听、陪伴及支持。

（3）完成后互相分享。

（4）然后，交换角色。

活动4：团体手舞

指引：六人一组，围成圆圈，肩贴肩，闭上眼睛，大家慢慢伸出双手，直到碰到其他手，用手互相打招呼，接触彼此的手，完成后互相分享。

活动5：寻找一个保护壳

指引：

（1）参加者找一张自己喜欢的丝巾或垫子，想象它就是一个保护内在小孩的父母，用动作表达对保护性父母的期望或关系。

（2）参加者将这一期望或关系，以一个固定塑像或流动塑像呈现出来。

（3）完成后互相分享。

身体的接触可带出潜意识里不同的情绪，也可以修复或弥补缺失的成长经验，运用的时候要特别小心。

手是心的延续，运用手的接触，建立一种再连结的经验，成员再次连结父母、家族、连结朋友配偶的爱与力量，进一步修复及增强情感上的经验，滋养心灵，稳固新的信念系统。而寻找个人保护壳，也有相似的作用；对个人而言，这是一个重生的经验。

10. 再次连结内在小孩及父母

活动1：拥抱内在小孩及父母

指引：成员在团体中找出其他人扮演父母及内在小孩，扮演者站在等边三角形位置上，该成员首先与内在小孩保持眼神接触，留意身体感觉，然后缓慢地一步步走向内在小孩，用动作连结及拥抱内在小孩。然后带着内在小孩逐一面对内在父母，与其作连结及拥抱父母。

反思：这个活动让个体进一步连结内在小孩及内在父母，打通彼此的关系；这也视为一个测试或指标，评估成员拥抱内在小孩及父母的程度如何。

11. 预备团体结束

活动1：团体拥抱

指引：在每次结束前，成员围成一个圆圈，打开双手，形成一个团体拥抱，在抒情的音乐下，身体可轻轻左右摇摆，闭上眼睛，让身体充分体验爱的能量在流动，形成一体感。然后，慢慢放开手并睁开眼睛。

活动2：分享感动的时刻

组员可回顾一天的一些感动的片段，然后用几句话分享出来；也可以用动作或声音表达出来。

团体拥抱可滋养心灵，建立团员间支持系统，也可作为一个完结的仪式。在工作坊过程中，很多时，成员会自发地拥抱起来，代表团体进入开放（Bender，2009）的阶段，成员感到安全、彼此信任、尊重、有情感交流及共情其他成员。

三、学员回馈

每次工作坊完成后，让成员写下感想，以下节录部分学员的反馈。

学员A：让我再次完全接受自己

能深刻地与自己的内在小孩连结是难能可贵的经验，在工作坊里，种种美好的接触经验，令我时刻记着回归生命原点，回到心灵的家，让我再次完全接受自己，承诺日后好好聆听内在小孩的心声，尽量不再让她再受伤害。

学员B：释放每个当下情绪，使我体验从未有过的轻松

过程中，能找到自己爱与恨的源头，释放每个当下的情绪，使我感受到从未有过的轻松，再返回童年、少年时的状态。那时的不安少了很多，学到了释放的方法是很重要的。

学员C：返回童年之情景、心情、玩意，忘了现实烦恼

其实有很多过程都是喜爱的，如摆动盆骨，原来我的基底层已生锈、僵硬，缺乏柔软和灵活，我以后要多活动，激发我的能量。又如身体翻滚很好玩，返回童年之情景、心情、玩意，忘了现实烦恼。而当身体发泄了多年的积怨后，接受同伴用爱与关怀的按摩，真的很温暖，使我学会什么是支持及爱，加强我以后对别人的支持及关爱，将自己的爱与人分享。

学员D：唯一一个不离不弃自己的伴侣是自己

我体验到往内寻，寻回自己的真正面目，还我本相。无论自己的缺点、优点，我都同样庆幸地能够拥有它们。接纳我的不完全和不完美，更懂得欣赏自己美好的一面……这就是所谓爱自己的第一步。

当我感到孤单、寂寞时，向内寻回自己内在的小孩，与他结伴同行，爱

意、温暖再次在我心田里点燃。我感到很幸福、被爱充满，因有爱安抚滋润，疗愈了我的伤痛。唯一一个不离不弃自己的伴侣是我自己。

学员 E：学到如何接触、照顾、关爱我内心的孩童

我体验到要学会放下思考，任由内心的经验自然呈现，那么便能感受到自己的情绪、伤痛。内心伤痛的爆发是美好的体验，爆发后因能量的消耗会使身体疲倦，但精神却被洗涤。这次工作坊里，我学到了如何领会妈妈的负面言词背后的真义，我可以将她的负面言词、态度拨向两旁，看到真实的她。我也学到如何接触照顾、关爱我内心的孩童，我很高兴一开始我只能远远地看着内心的孩童的苦困却不知如何看待，到后来我可以与他沟通，给他指示和对他关爱，体会到这种转变是很美妙的。

学员 F：我回归到自己的内在孩童，一起结伴同行

……我学到要坦白真诚，打开自己，诚实面对自己的感受，我相信能脱下我们的面具，让在心底的悲伤、负情绪表达出来，加上身边同学的支持，我回归到自己的内在孩童，一起结伴同行，成为好奇小孩。

学员 G：回到自己的家，寻找内在受伤小孩，为他治疗，再度拥抱他

在工作坊中，每个学员都很坦诚，将自己内在的伤害都呈现出来。导师透过活动为学员重新接触内心的伤痛与疗愈。过程中，我接触到自己工作时被欺压的部分，将情绪释放出来，然后放下，没想到这个工作坊也可以处理。

在其他学员身上，深深体会到我们成长中，总有被伤害（全是不刻意的）的部分，被忽略、被曲解、被压抑……的内在小孩，一直带着这受伤小孩，令我得不到真正的快乐，这受伤小孩很容易被触动，让我莫名的愤怒、埋怨对方，原来问题在自己身上。我现在的行为、思维模式跟我成长背景有密切的关系，不可分割……

若要成长或疗愈，必须回到自己的家，寻找内在受伤小孩，为他治疗，再度拥抱他，爱护他，让他重新再笑，变得鲜活起来，不用戴着面具生活。

学员 H：对身体和内在孩童有更深入的体验

在工作坊里，我再次接触自己的内心孩童，体验到潜意识如何左右思想和行为，并透过喜悦和哭泣去治疗自己的内心，用双手和拥抱去打破人与人之间的隔膜，拉近彼此的距离，这都是舞动治疗的收获。我觉得整个活动都顺畅，每个环节都由浅入深，让学员在不同的活动中对身体和内在孩童有更深入的体验。

学员 I：享受到一份深度的自在感，生活就变得更有活力

生活忙碌，很多时候都没有机会全然地纾解内在情绪。对我来说，这是生命的遗憾。参加这个工作坊，导师透过精心挑选的心灵音乐、形体律动及深度呼吸，令我很快就可以进入我的内在，而近来我对病重姐姐的担心、伤痛等压抑的情绪很自然地涌现，并得以疏解。随即，我就享受到一份深度的自在感，接下来的生活就变得更有活力，更可以听到内在的声音。

学员 J：只带着宁静、和谐、爱和喜悦回家

……纵使这份感觉随着拥抱的分开而渐渐减退，而我也要返回现实，继续独自上路，面对人生余下的旅程，但生命已经有所不同，因为内在的情绪已重新被接纳、承接和爱护，是拥抱和流泪施展神奇的魔力，将内在孩童的伤口疗愈好……工作坊结束后，我将过往不快的回忆倾倒、放下，只带着宁静、和谐、爱和喜悦回家，还保留深情拥抱带来的震撼和激荡。

四、总结

应用舞动治疗在内在小孩的工作上，临床上要有效度，治疗师的全然临在尤为重要，这种临在建立于一种归于中心及植根大地的能力。治疗师对内在的充分觉察，如各种反移情及与自己的和谐共处十分重要。

治疗师在身心方面需不断的成长，在治疗方法及技巧上不断地学习，要有深度，也要有广度，达到融会贯通。当治疗师完全开放与接纳时，就会洞察引致伤痛的原因及治疗的方法；当治疗师在高度觉知状态下，生命能量就流过全身，直觉引导治疗的历程。

最后，笔者写下这首诗，作为此文章的结尾，愿大家关注自己内在小孩的情绪及需要，共同推动"拥抱内在小孩"这个运动。

你比一切都珍贵

亲爱的内在小孩：

从来没有人对你说，你是可以表达你的愤怒。

从来没有人对你说，你是可以表达你的恐惧不安。

从来没有人对你说，你是可以表达你的脆弱无助。

从来没有人对你说，你是可以痛快地大哭。

今天，我要重新对你说：你可以表达任何的情绪，不必吞下它们。

今天，我要重新对你说：如果你愿意，你可以放下层层保护的盔甲，疗愈受伤的小孩。

从来没有人对你说，你是有权去犯错的。

从来没有人对你说，你是可以跟别人不同的。

从来没有人对你说，你是可以不完美的。

从来没有人对你说，拥抱是可以抚平伤痛，滋养心灵的。

从来没有人对你说，你比父母的面子更重要。

今天，我要重新对你说：你只要成为你自己，不要成为我期待的。

今天，我要重新对你说：你可以成为自己内在小孩的父母。爱惜他，照顾他。

今天，我要重新对你说：你可以鲜活地展现你的生命力及创造力。

今天，我要重新对你说：你比一切都珍贵。

第七章　舞动治疗视角下的小学
校园暴力预防应用

第一节　校园暴力简述

校园暴力（School Violence）是一个全世界范围内关注的议题。在近几年的有关校园事件的报道中，不仅有外来产生的暴力事件，更令人痛心的是同学之间的欺凌虐待行为屡屡发生。仅在 2015—2016 年，就有数十件引起社会关注的校园暴力事件发生。以上海虹口区的调查为例，针对 6507 名学生（小学、初中、高中、职校）开展的校园暴力基线调查显示，小学生自述遭受语言欺侮行为的报告率最高，躯体欺侮行为在小学生中也尤为突出（季张颖，2016）。在 2016 年的全国两会上，"校园暴力"成为了委员、代表们热议的话题。除了规章制度方面的完善，更重要的是在校园暴力案件发生之前的预防工作，即引导孩子们建立健康的人际交往观念与社会交往行为。

人们很好奇为什么学生会有这样极端的暴力举动。舞动治疗师苏伦（SuEllen Fried）和她的女儿临床心理学家宝拉（Paula）对于校园暴力提出了自己的观点（Koshland, & Wittaker, 2004）。她们认为儿童会卷入校园暴力可能是由于他们同样是暴力的受害者，或者他们已经对一些事情表现出了持续的问题行为。他们呈现的这些问题行为之中包含了愤怒，但却没有得到及时妥善的化解。

以美国为例，由于校园暴力问题的盛行，许多学校开展了相应的早期预防项目，比较知名的预防项目包括"当霸凌出现"（"Bully Proof Your School"）和"停止霸凌"（"Quit It"），还有诸多相关书籍和研究。戈尔曼（Goleman）认为，有攻击性的儿童在一二年级的时候会出现暴力和犯罪行为的苗头（Koshland, & Wittaker, 2004）。如果儿童在出现攻击行为后不及时处理的话，这种不良行为可能会持续到成年阶段。

暴力是在加害者和受害者之间发生的事情，因此，暴力预防内容不仅包括对冲动性、攻击性的行为的控制，还包括为自己发出坚定的声音，以及保护自己远离危险。

一、什么是校园暴力

提到"暴力"，也许我们很容易就会联想到打架的场景。实际上，暴力既包括运用身体力量的行为，也包括运用权力的行为；既包括了严重的身体伤害行为，也包括造成精神伤害或权益侵犯的行为（杨益琴，2010）。从广义上来讲，校园暴力可能发生在校内或校外，由教师、学生或者校外侵入人员故意攻击师生人身以及学校和师生财产，破坏学校教学管理秩序的行为（姚建龙，2008）。而从狭义来讲，校园暴力一般是指人际间的暴力，即学生之间或者学生与教师之间。一般来讲，校园暴力行为包括欺凌、身体虐待、语言虐待、打架、枪击等。其中，欺凌和身体虐待是最常见的校园暴力形式。

二、校园暴力预防内容构成

杜森伯里（Dusenbury）等人（1997）提出，有效的暴力预防课程应考虑到九个方面，具体包括：

1. 家庭、同伴、媒体以及社区需要通力合作。

好的预防课程会要求儿童将学习到的技能在不同的场合（比如家里、学校以及社区）进行巩固。通过在不同情境下的练习，儿童才会真正将学到的技能转化为自己正常反应的一部分，在关键时刻运用自如。

2. 在小学低年级时引入暴力预防课程，并随着年级的增高继续加强练习。

由于暴力行为较多发生在青少年时期，因此，早期预防时间应在小学一二年级甚至幼儿园、学前班阶段。

3. 因时制宜设计预防方案。

在不同年龄发展阶段，暴力预防课程的侧重点应当根据该时期儿童或者青少年的情况制定方案。

4. 项目中应当注重提高儿童的人际和社会交往能力。

杜森伯里等人（1997）提到了几点需要通过预防课程提高的能力与技能。这几项内容为：

（1）了解暴力造成的负面影响。包括对加害人、受害人、受害人家庭及朋友、旁观者以及社会的影响。

（2）学习愤怒管理。包括学习自我控制、无肢体冲突解决问题的方法、识别自己的失控情况，以及识别可能触发自己愤怒的事情。

（3）学习社会角色选择。了解在同样的情境下，每个人想法或者做法会有所不同。并非他人的想法与做法都指向自己，或者归因于自己。

（4）学习进行决策和问题解决的技能。这其中包括意识到问题、思考解决办法、评估解决办法，以及选出最佳方案。在这一过程中，与同伴讨论和协商的技能也是暴力预防的有效训练内容。与此同时，如何应对来自他人的负面回应也是需要训练的。有时，学生之间会因为一个小问题产生争执，有可能发展为打架甚至更严重的后果，这与如何看待以及如何处理他人给予的负面反馈有一定关系。

（5）抵制来自同伴不当的压力。校园中、班级里难免会出现传播谣言的情况，影响同学之间的感情。暴力预防包括语言暴力，因此，如何妥善应对这些谣言，也是需要锻炼的技能之一。

（6）积极倾听和有效交流。这部分的训练有助于我们更好地表达自己，而避免被误会以及误解他人。

（7）了解有关偏见、性别歧视、种族歧视以及男女关系歧视的内容。比如"胖子""瘦子""男人婆""娘炮儿"等字眼在当前许多情境下都会接触到，无论是带有歧视色彩的，还是纯粹为了引人发笑。经常使用带有偏见或者歧视性词语的人作为语言暴力的加害者，有可能会促使受害者埋下愤怒的种子，升级矛盾，致使让自己成为最终的受害者。

5. 互动技巧可以通过团队协作、合作式学习、讨论、角色扮演或者行为配合等方式来促进个体人际以及社会交往能力。

6. 预防课程需要结合工作对象的种族认同及文化敏感性等。

正如在笔者参与的小学预防课程中，有许多墨西哥裔、西班牙裔的学生，因而在课程设置、学习材料中，都会尊重他们的习惯特点，包括尽可能为他们提供使用母语印发的学习材料。我国不同的少数民族、宗教等方面具有不一样的习惯和信仰，因此在与学生工作的时候，尊重他们的习俗，也是为他们起到了良好的示范作用。

7. 进行学校职工或者教师培训，确保预防课程的有效实施。并非所有教职工都有机会全程参与班级预防课程。如果提前了解并学习相关知识，那么在面对校园暴力事件发生时，便能够更好地保护自己与学生的利益。

8.学校、班级建立良好的氛围以及有效的管理措施，利于促进暴力预防课程的效果。

9.学校建立抵制暴力、攻击和欺凌的规范。

通过以上九条内容我们发现，暴力预防课程不是一个班级或者只属于学校负责的内容，它需要校园内外的合作与监督，是一个完善的系统工程。当然，本章关注的是课程执行者或者学校教师如何为学生打开一扇自我保护以及保护他人的门。

第二节　舞动治疗视角下的小学校园暴力预防

开展暴力预防活动虽然是必要的，但是对于5~12岁儿童来说，最直观的学习方式不是语言，而是行动。同样，最容易接受的方式不是记住道理，而是将所学运用于每天的学习生活中。因此，成功开展暴力预防课程的核心是通过行动的方式，将相关知识转化到日常生活中。这也意味着，学校要做的并不仅限于语言式的教育引导，还需要有切实地"行动"。

一、融入舞动治疗的必要性及优势

个体预防暴力应当具备三项能力：主动反应的能力、管理愤怒的能力以及在不伤害任何人情况下满足自己需求的社交技能（Kornblum，2002）。这三项能力需要大脑与身体的密切配合，即在大脑做出决策的同时身体要给予相应的反应。譬如，当一名有威胁性的陌生人走向自己时，大脑要快速想出摆脱危险的策略，身体要积极地响应，或"战"，或"逃"，而非"呆若木鸡"。很多预防课程有良好的应对策略，但忽视了对身体的练习，这在一定程度上会影响儿童在应激状态下做出恰当的反应。因此，将动作练习放入预防项目中是十分必要的。

舞动治疗是一种创造性的动作互动过程，通过有趣的活动，孩子们能够在安全的氛围中发掘自己的优势、建立良好的社会意识。除此以外，舞动治疗对儿童的身体意象、冲动控制、注意力集中、适龄社交技能以及自尊也都有改善和提升作用（Kornblum，1980）。正因如此，我们利用舞动治疗的优势，采用动作结合与主题相关的活动，培养学生的社会交往行为、情绪表达方式，以及自我控制能力。

二、基于动作的校园暴力预防课程

舞动治疗师丽娜·科恩布卢姆（Rena Kornblum，2002）开发了一套以动作为基础的校园暴力预防课程《让学生在校园里放下戒备——基于动作和亲社会技能的暴力预防训练课程》（《Disarming The Playground——Violence Prevention Through Movement & Prosocial Skills》）。该课程被美国多所小学推广，至今已有二十五年。该课程重视身心结合，强调非语言技能和语言技能同等重要。经过多年的开发、验证以及修正以后，这套预防课程获得了良好的效果。通过质性和量化的研究数据表明，参加了暴力预防课程的学生在自我调节、非语言协调与共情、人际交往、自信以及人际空间意识等方面都有显著的改善（Hervey, & Kornblum，2006）。

笔者有机会在美国威斯康星州首府麦迪逊当地的一家公立小学担任志愿者，并跟随丽娜·科恩布卢姆参与了为期一年的暴力预防课程项目。

理想情况下的预防课程频率是每周进行一次，每次干预课程时间在 30~60 分钟之间，每学期大致开展 10~15 次。这也是我们在麦迪逊小学开展干预课程的频率。每次课程以动作热身开始，目的是让学生加强自我身体概念以及扎根意识。尽管训练技能以动作为主，但语言表达贯穿其中，包括练习介绍、内容回顾、问题讨论等。在干预课程结束前，使用容易让学生冷静下来的活动，以便确保他们在回到教室能够安静地进入接下来的课程学习。

科恩布卢姆在书中提出了十四条暴力预防课程的重要内容，其中包括十二个动作方面的暴力预防技能。笔者将其结合预防课程中的相应练习进行说明。

（一）空间意识（Spatial Awareness）

空间意识是最重要的技能。身体或者肢体暴力的表现就是实施者对受害者空间的侵犯，以及受害者对自我空间保护意识的薄弱。换而言之，双方对自我和他人的空间意识相对缺乏，产生过度侵入或者被侵入的情况，进而导致威胁发生。因此在这部分活动中，我们希望：首先，儿童需要在不侵犯他人空间的同时找到自己舒适的空间范围；其次，增强保护自我空间的意识，并尊重他人的空间；最后，了解自己在不同情境下舒适的距离范围。

【举例练习】坐与站的空间意识练习

1.有关坐的空间练习。步骤如下：

（1）学生盘腿围成圆圈坐在地上，当两手贴着地面放在身体两侧时，双手不会与两旁的同学产生交叠。

（2）学生们需要学习一首诗，同时伴随着动作：

Space on my left（我左边的空间；所有学生一边说一边将双手重叠放在身体左侧）。

Space on my right（我右边的空间；将双手重叠放在身体右侧）。

Space all around me（我周围的空间；双手食指从前分开，向后划出自己坐姿空间，不能触碰到两边的人）。

Buckle and light（轻轻地系上；双手交叉于腹前）。通过诗歌和同步动作，增强学生坐的空间意识。

2.有关站的空间练习。步骤如下：

（1）学生在教室中自由行走，想象自己在一个泡泡里面，依次体验大、中、小泡泡（空间）。

（2）大的泡泡是指可以尽情张开身体，例如体育运动、课间休息玩耍时的动作范围；中的泡泡是指双手叉在髋部两侧的时候，胳膊肘到躯干的距离，例如日常走路、工作时的动作范围；小的泡泡是指距离躯体仅有一个手掌的距离，例如排队、上班等车等人拥挤时的动作范围。

（3）体验之后，请学生谈谈自己的感想、发现。

（二）坚定（Assertion）的表达

坚定的表达能够体现个体的强大、有力。在校园中，有攻击性的学生在互动时，对自己与他人交往边界的敏感度较低，需要通过坚定的语气、态度，甚至肢体语言来确立他人的互动边界。在网络、媒体等曝光的视频、文字中，笔者注意到，受攻击的学生大部分都是呈现退缩或者屈从的状态。这在一定程度上会促进攻击者进一步的侵犯，满足好胜的欲望。因此，受攻击的学生处于上述危险或者威胁情境时，如果能够坚定地表达（语言、动作等）出自己的态度，将在一定程度上可以制止更恶性的事件发生。

【举例练习】接近与停止练习

（1）学生双腿稍稍分开，一前一后，站姿稳定。

（2）练习使用坚定的语气、身体姿态、表情以及手势（五指并拢），同时呈现出"停止！"或者"不！"的表达。

（3）在练习中，老师扮演陌生人或者攻击者走向学生，让学生找到自己感受到安全的距离范围，并坚定地表达出"停止！"或者"不！"。

注：安全距离的内容与空间意识有一定关系，所以在小学课程中，我们常常会将这两个内容放在一起练习。

（三）先发制人（Pro-active）的策略

如果坚定的表达没有达到预期效果或者难以实施，那么先发制人的策略便尤为重要。对于有的儿童来说，需要用更多时间来建立和练习这种表达方式。但是面对问题，仍然要找到解决办法。因此，我们建议孩子运用灵活的方式，包括：

（1）主动转移欺凌者的注意力，例如"你看那边有×××"等；

（2）使用幽默的语言，例如"你说的××很有意思"等；

（3）尝试积极和他们做朋友，例如"我想和你做朋友可以吗"等策略来扭转被欺凌的被动局面。

（四）能量调节（Energy Modulation）

能量调节是让孩子提高对自己情绪唤起的意识，同时知道如何从一种能量状态转变到另一种状态。许多儿童，特别是注意缺陷多动症（ADHD）和有心理创伤的儿童在愤怒或者失控的时候无法感受到自己的情绪。如果他们无法意识到自己的情绪失控，那么他们也将无法从认知层面思考如何冷静下来，从而选择其他宣泄方式。当然，在学习如何冷静下来之前，首先他们要清楚自己在什么情况下会有这种紧张的感觉。不同能量的动作练习可以让孩子体验到不同程度的情绪，以及体验如何从高能量（High Energy）状态转换到低能量（Low Energy）状态。此外，鼓励他们思考控制状态下的激昂情绪与失控状态下的情绪有何不同。

【举例练习】自我控制 4B 练习

这是预防课程中最重要也是最常用的练习之一。4B 练习有四个步骤，每个步骤用一个单词概括，首字母均为"B"，因而称为"4B"练习。这四个步骤分别是：

（1）刹住（Brakes），双手迅速合十并挤压；

（2）呼吸（Breathing），张开双臂，随同身体做深呼吸两到三次；

（3）大脑（Brain），将手放在头顶，对自己说："我要冷静下来"；

（4）身体（Body），双手放在胸前，感受身体，逐渐冷静。

（五）放松（Relaxation）以及冷静下来的能力

处于愤怒等情绪高昂的时刻，能够让自己放松、冷静下来是必要的，这有利于更加客观地应对问题，而不是由于愤怒情绪失去理智，产生攻击或者暴力行为。让学生学习并经常练习放松技巧（深度呼吸/腹式呼吸练习、想象练习）有助于缓解紧张、愤怒情绪的高强度爆发。

【举例练习】放松技巧

1. 渐进式肌肉放松

（1）依次放松面部的双颊、眉毛和下巴。

（2）每个部位先收紧 5 ~ 10 秒钟，随后渐渐放松。

（3）面部结束以后开始放松身体，达到全身放松。

2. 视觉放松

（1）坐着或者躺着；

（2）想象一个让你感到平静的地方，如草地、沙滩或者森林等；

（3）花些时间，聚焦在这个地方，并想象它周边的环境。

3. 冥想放松

（1）保持放松的状态，坐着或者躺着。

（2）闭上眼睛，选择一个事物或者词语，将注意力集中在它上面。

（3）将其他事情从脑海中排出，越集中于当下所想的事物，就能有更多放松的感觉。

4. 深度呼吸

（1）放松胃部肌肉，将一只手放在位于胸腔下方的胃部；

（2）用鼻子缓慢吸入空气，感受胃部上升；

（3）用嘴部缓慢吐出空气，感受肺部气体排出，以及胃部下降；

（4）重复练习，直到感觉放松为止；

（5）每天至少进行一次练习。

关于放松，还有一些可以使用的小技巧，不仅在这个环节，在其他需要有放松元素的环节，都可以使用。

（1）花朵呼吸法：盘腿坐下，双手放在双膝上。双手做花儿开和合拢的动作，同时配合吸入（开）和呼出（合）。

（2）手指呼吸法：伸出一只手，用另一只手的食指描绘这只手的轮廓。当食指沿着手指侧面向上时，吸气；沿着手指侧面向下时，呼气。

（3）长方形呼吸法：用食指在空中或者桌子上面沿着顺时针方向画长方形。食指向上画宽边的同时吸气，画长边的同时屏气，之后向下画另一条宽边的同时再呼气，画另一条长边的同时再屏气。如此反复练习多次，直到放松为止。

（六）自我控制（Self-control）及愤怒管理（Anger Management）

自我控制和愤怒管理可以帮助欺凌者停止欺凌行为，引导他们找到合适的宣泄渠道，并且帮助他们降低冲动行为，尤其是对自身和他人的伤害。前面提到的4B练习可以用在游戏或者激烈活动之后进行的冲动控制练习。除了4B练习之外，愤怒管理还需要关注以下内容：

（1）了解容易引发自己愤怒的事情（导火索）；

（2）写下不同情境下缓解愤怒的方法；

（3）根据前文第四、第五小节中提到的练习，选出并写下适用于自己的三个练习；

（4）在安全的设置中，练习情绪强度调节的管理策略：（以下为练习举例）

1）使用音乐或者用鼓敲击出的鼓点，唤起儿童的高强度情绪或者高强度动作。

2）慢慢地调整音乐或者鼓点强度，逐渐减少强度直到停止，让儿童跟随音乐或鼓点调整自己的情绪和动作强度。

3）反复练习，让儿童能够较为熟练和灵活的调整自己的情绪或动作强度，以更好的增加自我管理能力。

4）最后建议老师可以整体带领孩子向正面情绪转化的过渡练习。

注：愤怒是高强度的情绪体验，有可能引发高强度的动作。在后面的递进练习中则可以融入"愤怒情绪"的元素，创造安全的容器帮助孩子唤起一些愤怒情绪，并进行调节练习。对于有些孩子来说，唤起愤怒情绪后需要很长时间进行缓解。因此在唤起愤怒情绪的练习开始前，老师一定要做好充分准备，多次提醒孩子愤怒情绪是练习需要，在过程中不可以伤害自己、伤害他人以及破坏环境和道具。当然老师也要在活动开始之前评估孩子是否有足够的控制能力，根据孩子实际状况进行练习调整。此外，在小学开展课程时，可以邀请班主任与同学一起参加课程。如果班主任确认有的孩子在情绪控制方面有一定问题，那么可以陪同该孩子在一旁观看练习并讨论。老师也可以先示范，让孩子

们了解如何操作。

（七）扎根（Grounding）能力

扎根能力，或者说坚定自我立场是暴力预防的重要组成部分。在面对欺凌或者同伴施压的情况时，良好的扎根能力能够帮助我们坚定地发出自己的声音。这方面的练习以对抗性内容为主，例如我们熟知的拔河比赛，就是在对抗动作中坚定地表达自己所在的阵营。

（八）早期警示信号

身体感受到的警示信号会在危险情境下对个体发出警告。在书中，科恩布卢姆提到，有些受到攻击的个体回忆事件发生前会产生"啊哦！（哪里不对）"的感觉，但由于找不出准确的原因，所以他们都选择忽略了身体发出的这些信号。孩子需要注意"啊哦"的感觉，身体的本能会在危险情况到来时发出信号，学着去感受并相信这些提醒。此外，孩子们也需要进一步练习识别危险情境的时间，以及如何采取自我保护的措施。

【举例练习】警觉体验

（1）将学生分为两组或三组（三组的话，有一组作为观察员）。

（2）第一组学生在教室分散开来，找到舒适的位置站着、坐着或者躺下，闭上眼睛。

（3）第二组学生悄悄经过第一组学生身旁，可以站在他们身边或者轻轻移动他们的胳膊，但是不能偷袭吓唬第一组同学。

（4）第一组学生在感到周围有同学经过或者触碰的时候，睁眼确认，随后闭上。第二组学生如果发现自己停留或触碰第一组同学的时候，他们没有睁眼，可以再多停留一会，让对方知道自己在他/她旁边。

（九）抗干扰（Ignoring）技能

抗干扰实际是与专注紧密结合的话题。换句话说，即便外界喧嚣，我们仍要保持对手头事情的全神贯注，所谓闹中取静。在课堂上，如果学生无法忽视有些同学的小动作（令人分心的行为），那么课堂纪律、学习效果将大受影响。全神贯注也可以有效防止一些事情的恶化。以取笑他人的行为为例，如果被取笑者总是对取笑者进行回应，实质上是满足了取笑者的需求（看到了期待的结果），如果被取笑者能够忽视他们，或者全神贯注于课堂以及自己的作业等，让取笑者觉得这种方式没有达到自己的预期，也许逐渐会放弃取笑行为。

从分心的状态回到全神贯注的状态需要一个过程，抗干扰便是过渡阶段。因此这部分练习的重点是首先意识到自己处于分心状态，其次通过策略从分心的状态摆脱出来，最后将注意力集中在应该专注的地方。

【举例练习1】专注练习

在小学课堂中，我们使用一种渗灌管（Ooze Tube）（如图1，外观及功能与沙漏类似，里面装的稠状物，下降时缓慢柔和）作为练习的道具。

所有学生围坐在地毯周边（该学校活动教室正中有一块方形地毯），两个道具垒放在地毯正中。在观察前，学生需要保持盘腿坐姿，双手放在膝盖上或者交叉握住，双手不能托腮，身体不倚靠其他地方。

学生全神贯注地看着道具，老师进行计时。总体练习在8~10分钟，每次观察时间从1分钟至3分钟不等，随着练习次数的增加而逐渐调整每次观察时间。

在学生能够全神贯注看着道具后，老师可以在每次观察中邀请2~3名同学作为干扰者，其他人为抗干扰者。干扰者通过声音、动作来分散其他同学的注意力，而抗干扰者尽量避免干扰，将集中注意力在道具上。老师宣布开始并进行计时。

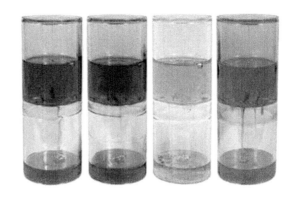

图1

【举例练习2】ABC抗干扰练习

ABC是该练习步骤的关键词缩写。该练习包括简版和完整版内容，具体如下：

1.简版

（1）提醒大脑（Alert Brain）：确保自身当前情境是否安全。如果安全，那么对自己说"我可以忽视（周围情况）"。如果不安全，首先采取措施保护自己的安全。

（2）冷静下来（Calm Down）：使用4B练习或其他有效的方法让自己冷静下来。此外，通过自我暗示或者自我对话，告诉自己可以冷静下来。

（3）耳朵眼睛集中注意力（Ears and Eyes Focus）：找到能够让自己耳朵、眼睛和大脑集中注意力的事物。

2. 完整版

（1）提醒（Alert）：确保自己是否安全。只有在确保安全的情况下，才可以进行下面的步骤。

（2）大脑（Brain）：告诉自己可以"冷静下来"（进行自我暗示或者自我对话）。

（3）冷静下来（Calm Down）：使用4B练习让自己冷静下来。

（4）决定（Decide）：选择一种适合自己的抗干扰策略。

（5）眼睛和耳朵（Eyes and Ears）：选择某个事物（例如自己的手、老师、课桌上的书本等），让眼睛和耳朵能够聚焦于此。眼睛和耳朵是接收信息的主要来源，这里的目的是让它们离开干扰源，转移到需要关注的内容上。

（6）集中注意（Focus）：在眼睛与耳朵重新关注到聚焦点以后，学生的思路、状态也要全身心地聚焦在相应的内容上（例如课堂板书、作业、老师的讲话、自我对话等）。

注：最后两点是递进关系，第一步是从外在阻止干扰源的继续影响，第二步是配合内在状态，回到需要关注的内容上。譬如在课堂中，当有学生做小动作影响他人时，其他学生要做的首先是将眼睛和耳朵从干扰事物中转移到需要聚焦的地方（比如授课老师），其次不仅需要眼睛与耳朵去关注和倾听在授课老师身上，思路也要跟随着授课老师。再比如课间休息，当受到其他同学干扰时，首先要将眼睛与耳朵从干扰源转移出来，譬如转移到作业、书本等地方，其次全神贯注地开始思考与作业、书本内容相关的事情。

（十）再次聚焦（Refocusing）

再次聚焦的能力是指当我们处理危险或者分心的事情之后，再关注回到之前聚焦的任务、作业当中。与这部分相关的练习是放松练习和抗干扰练习。

（十一）协调（Attunement）与共情（Empathy）

这项能力是指能够准确理解他人的语言，以及面部表情及身体呈现出的感受，同时也要体现出你对他人的理解以及对他们的关心。如果我们无法准确读懂他人的意思，那么可能会引起误解，甚至可能导致暴力隐患。注意缺陷多动症（ADHD）和存在情绪问题的儿童，在理解他人、表达自己感受方面可能会存在一定问题，也因此更容易引发暴力问题。学习识别他人情绪是发展共情的第一步。准确了解他人的情绪，在一定程度上可以减少虐待或者暴力事件的发生，此外还有助于建立良好的人际关系。相应的练习包括"一起开始一起停"、镜像活动以及动作高度匹配。

【举例练习1】"一起开始一起停"

（1）学生分散在教室各处，自由行走的同时保持一定的个人空间；

（2）当教室中有人停止时，所有人都要停止，当有人开始时，所有人都开始；

（3）围成圆圈，顺/逆时针方向行走，当有任何人选择停止/行走时，其他人也停止/行走；当有人变换方向时，所有人跟他/她变成同样的方向。

（4）如果前面练习顺利，那么可以在行走的过程中，由老师决定，逐一加入蹲、跳、旋转等不同的动作，规则与前面一致。

这项练习可以增强对他人的意识，增加身体意识以及冲动控制，提高团体凝聚力。

【举例练习2】镜像（Mirror）练习（镜像过程中包含了动作强度的匹配，并不完全是模仿）

（1）两人一组，分为带领者和跟随者。面对面犹如照镜子一样跟随对方动作；

（2）两人轮流担任带领者。带领者主动做动作，另一方镜像之；

（3）不指定带领者，两人互为带领者和跟随者。

这项练习利于建立与对方连接的同时，提升自我感知。

【举例练习3】推力练习

（1）两人一组，面对面站着，手掌相对；

（2）第一轮，两人互相推，彼此的力量是均衡的；

（3）第二轮，依然是手掌相对，一方被指定为带领者，带领者推的力气更大一些，推着另一方在教室中自由行走。需要注意的是，带领者要在确保对方安全的前提下进行活动，推的时候不可过快、过猛。而被带领者需要使用比带领者略少一些的力量，在确保自己安全的情况下，让对方推着自己行走。

这项练习的目的是让学生感受自己和对方的力量，体验如何找到平衡点，如何揣摩彼此的力量，通过练习初步体会理解与共情他人的能力。其中最后一项练习也是最难的部分，即双方在行走过程中要时刻评估自己和对方的力量，以确保在双方安全的情况下，实现带领者推着被带领者在教室里行走。

（十二）情感表达的一致性（Synchrony）能力

情感表达的一致性能力是指一个人能够在声调、面部表情、身体姿态、手势，以及语言等方面的表达具有一致性。前面一点谈到的是如何准确理解和共情他人的情绪、感受。现在，我们探讨的是如何准确表达自己的情绪、感受。如果我们无法准确表达自己的感受，那么他人就可能会对我们产生误解，进而产生矛盾甚至是争执。

【举例练习】感受练习

（1）学生分成几个小组，每个学生轮流做出一些面部表情，其他成员猜该学生表达的情绪，随后做动作的学生说出自己想要表达的情绪；

（2）在小组中，每个学生轮流做出一些肢体姿势，其他成员猜该学生姿势背后的情绪，随后做动作的学生说出自己想要表达的情绪；

（3）依然在小组中，每个学生轮流做出一些动作，其他成员猜该学生动作背后的情绪，随后做动作的学生说出自己想要表达的情绪；

（4）老师带领学生进行讨论与分享。这一环节着重请学生们思考表达出的情绪与他人猜测的情绪是否相同，如果相同，原因是什么？如果不同，原因又是什么？

（十三）全身意识（General Body Awareness）

身体意识贯穿于整个暴力预防课程，因此本文前面提到的所有练习都是建立全身整体意识的内容。每项技能及其练习都需要个体对自我身体的感知，随后进行动作反应，达到确保自身安全的目的。

（十四）社会交往技能

社交技能包括抵制同伴压力、积极问题解决、赋权，以及应对被孤立的情况。这些技能可以帮助儿童在上述以及其他困难情境中知道该如何面对。下面以抵制同伴压力为例，对相应练习加以说明。

【举例练习】表明立场

（1）老师建立一个列表，分为三列：同意、不同意和不确定；

（2）选取一些内容的表述，第一层次是简单的内容，例如狗是人类的好朋友，有糖麦片和无糖麦片一样好吃；第二层级是价值观方面的内容，例如公立学校应当要求学生穿着校服，孩子每天看电视的时间不应该超过1个小时；

（3）分别将表述内容写入同意、不同意和不确定三个列表中，贴在墙上，请全体学生逐一对列表中的内容进行表态，站到自己认为正确的那个列表前面；

（4）邀请学生分享决定并且站在列表前的感受。

这项练习可以帮助学生更加适应自己的信念，让他们体验独自支持某个观点或者表达与同学、朋友不同观点时的感受。

【举例练习】应对被孤立

（1）老师秘密地分配几个学生扮演被孤立的角色，譬如故意不参与集体活动等（这项练习可以在干预课程里进行，也可以在日常的课堂、集体活动时进行）。

（2）在进行某项集体活动时，提醒学生们关注确保身边的同学都很好地融入了活动中。

（3）当活动结束后，询问学生是否注意到谁被排斥在集体之外，鼓励学生分享如何发现有同学被排斥在外的蛛丝马迹。

（4）随后，老师继续秘密分配新的学生扮演被孤立的角色。同时，请其他学生思考，当他们发现有人被孤立时，可以做些什么，并在接下来的活动中去尝试。

（5）尽量保证班级每位同学都有机会扮演被孤立的角色，该项活动可以暂告一个段落（由于每次扮演的人数和时间有限，因此可能需要几次或者几天的时间完成该项练习）。

（6）在练习结束后，老师请同学们分享自己扮演被孤立时的感受和思考，如果被他人关注了，也分享一下被关注后的感受与思考。

（7）引导学生们进行讨论，并建立类似于班级规章的内容，防止有学生被孤立。

这项练习的目的是让学生了解被孤立的感受，并学习如何不去孤立他人以及帮助他人融入集体。

暴力预防课程一方面是让学生学会自我保护，避免成为被欺凌者，另一方面让学生学会自我控制，避免成为欺凌者。通过以动作为主的暴力预防课程，我们认为，如果让暴力预防在学校得到有效推广，需要来自政府、学校、家庭、学生本人的支持；让暴力预防在学生中得以有效使用，需要结合动作进行多次练习，以便学生对技能熟练掌握，才能在危机状况下冷静应对。

第八章　舞动治疗在生涯咨询中的应用

生涯咨询起源于 20 世纪初美国的"职业指导运动"，在逐渐的演变中，生涯咨询成为咨询心理学的重要分支，并形成了独特的理论流派与方法论。"职业辅导之父"富兰克·帕森斯（Frank Parsons）开启了生涯辅导的先河，并出版了第一本职业辅导的专著《选择职业》。

"第二次世界大战"爆发，因为大规模的动员使得人才需要分类与训练，以及战后复原所需要的就业安置，使得生涯辅导在军方及民间需求甚为强烈。1944 年，退伍军人服务机构在全美各地成立了许多服务中心，提供包括生涯辅导在内的各项服务。值得一提的是，许多服务中心设在大学或社区学院。这种咨询服务逐渐形成了高等教育机构中生涯辅导的发展模式。

"二战"后应用心理学的蓬勃发展，又带动了另一波心理测验的汹涌浪潮。生涯辅导运动和心理测验开始更紧密地结合在一起。这也是舞动治疗开始发展的时期。20 世纪 50 年代初，生涯辅导运动开始形成了自己的理论，舒波（D. Super）是重要的先驱人物。他的生涯发展理论，带动了研究的热潮，也刺激产生更多新的生涯辅导服务计划。

后来，许多学者（如 Holland，Gelatt，Krumboltz，Bordin）陆续提出新的观点与方法，掀起了生涯发展理论与研究的风潮，使得生涯选择、生涯决定、生涯发展的理论体系日臻完备[1]。正是由于这些学者孜孜不倦的努力，生涯辅导从职业辅导的框限中脱胎换骨，成为咨询心理学中的重要分支。及至近代，生涯教育、专业认证、科技发展，再一次推动了生涯咨询的发展。

生涯咨询的对象是成长中的个体，一个人在变动的社会中，从生涯认知、生涯探索、生涯准备到生涯选择，以至于投身工作，完成一生的事业，都需要深入的思考和探索。

随着时代的演变，生涯包含了越来越丰富的内涵与范围。

---

[1]　Brown D. Career choice and development［M］. Linda published by Jossey–Bass Inc.,U.S., 1990.

（1）方向性：它是生活里各种事态的连续演进方向；

（2）时间性：生涯的发展是一生当中连续不断的过程；

（3）空间性：生涯是以事业的角色为主轴，也包括了其他与工作有关的角色；

（4）独特性：每个人的生涯发展是独一无二的；

（5）现象性：只有在个人寻求它的时候，它才存在；

（6）主动性：人是生涯的主动塑造者。

事实上，过去不断有学者指出，在一个生涯咨询的过程中，当事人经常需要澄清自己的价值，重新评估生活目标，学习新的人际关系，增加自己的自尊自信❶。生涯咨询师也必须经常面对当事人的情绪问题、行为问题、认知问题。凡此种种，都会在生涯咨询的过程中出现，如果置之不理或视而不见，就会影响生涯咨询的效果。因此，生涯咨询不仅增进生涯发展，也增进个人发展；生涯咨询师不仅要专精于生涯咨询的理论与方法，也必须专精于心理治疗的理论与方法。❷

来访者需要专业的生涯咨询，往往会因为对现有的职业不满或对未来的生涯发展有忧虑，常见的咨询问题包括：

（1）职业定位：希望知道自己适合什么样的工作；

（2）职业晋升：希望能够晋升到更高的职位；

（3）职业转换：希望做一个职业转换；

（4）职业再定位：需要重新做一次职业方向的选择；

（5）生涯平衡：生涯角色的变化，需要考虑如何平衡生涯；

（6）生涯愿景探索：希望清晰自己生涯的意义和方向。

无论是哪类咨询问题，在最本质的层面，生涯咨询要帮助来访者回答三个问题："我是谁？""我要去哪里？""我如何去？"

从职业规划到生涯发展，随着时代的发展，生涯咨询早已超越了职业指导的范畴，开始更加倾向于从"整体"的角度来看一个人，这为生涯咨询与舞动治疗的结合带来了新的契机。舞动治疗可以在以下几个方面帮助生涯咨询的来访者。

（1）提升自信和自我效能：舞动治疗有助于提高来访者的自信，增强职业

---

❶ 林幸台，生计辅导的理论与实施［M］．台北：五南书局，1990.

❷ 彭怀恩，生涯规划的迷思与再思［N］．青年辅导年报，台北：青年辅导委员会，1994:199-204.

胜任力；

（2）探索职业优势和激发员工潜能：舞动治疗动作侧写可以帮助来访者探索职业优势；

（3）觉察人际模式，促进团队协作：舞动治疗有助于提升来访者的人际关系能力；

（4）整合决策冲突：舞动治疗有助于来访者整合内在冲突，提升职业决策能力。

这几个方面将在下文中结合案例具体呈现。

第一节　舞动治疗用于提升自我效能和职业胜任力

自我效能是自我系统中起核心作用的动力要素。它影响人们行动的进程、在特定意图中付出多大的努力、在面临障碍和失败时能坚持多长时间、从不幸中恢复的能力、他们的思维方式是自我妨碍式的还是自我帮助式的、在应对高负荷的环境要求时体验到多大程度的应激和抑郁，以及所能实现的成功的水平❶。

舞动治疗着眼于从"身体自我"出发，为帮助来访者提升自我效能感提供了"明确的证据""直接的体验"和"替代性经验"。

有很多来访者往往困于理性之中，无法注意到自己的感受，缺乏自我觉察能力以及对自我不确定，依赖于咨询师给出一个固定答案。他们有时无法看到新的可能性，对自己的能力过于悲观，认为自己无论做什么，都无法达成目标，缺乏希望和行动力。这些都直接导致了来访者不能得到满意的职业机会、无法胜任目前的工作，在这个过程中有可能使他们不断地体验到挫败感、低自我效能感。

舞动治疗的体验性和具身化，能够让来访者对自己的身体感觉和情绪感受有更深刻的体验。舞动治疗相信人们已经拥有足够的创造力来解决自己的困惑，实际上创造的过程就是转化的过程，而这种"本自具足"的创造力蕴藏于人的身体中，并长久以来被人们所忽视。舞动治疗提供了安全的容器和艺术的设计，个体可以通过舞动激发内在的创造潜能，体验到更多的自我掌控感和自

---

❶　Bandura. 自我效能：控制的实施［M］. 缪小春，译. 上海：华东师大出版社，2003.

我价值感。

舞动治疗师艾斯本纳克认为直接对身体进行训练、发展身体力量、基础和表达性的动作词汇可以抵消原有的自卑感与依赖感。例如，伸展、拉、推、跳跃、跑和蹦所有动作都可以产生控制感，对抗重力，让一个人感到自己更好，从而逐渐增强幸福感。此外，当个体所参与的动作序列变得复杂，需要更多的掌控力时，个人的一种学习与征服的自然潜能便起来对抗原有的自卑感 ❶。

案例一：

高先生在公司中受到提拔，但每次想到自己根本不能担负新的重任，他就非常焦虑和恐惧。他反复对自己说："我肯定会让他们失望，我不属于这儿！"由于预先就认定自己注定要失败，所以丧失了全力以赴的动力。在公司中他经常事先没有充分准备就参加会议，本应严肃的场合却毫不在意，对下属一会儿莫名声色俱厉，一会儿又热切抚慰。可以想象，他的行为招致各种不满，不久他就被解雇了。现在，他非常焦虑，希望马上找到一份新的工作，但又对能否胜任一份新工作忧心忡忡。

初次见他，他的身体整体收缩内扣，肩部和手臂呈现僵硬束缚的状态，经常会看见其肩膀情不自禁地耸起，身体连接感不强，眼神经常注视下方，呼吸浅而短促。通过观察便可看见高先生的肌肉十分紧张，高度的肌肉紧张阻断了感知内在和外在，导致其回应模式缺乏有效灵活性，不但强化焦虑也会阻碍个体种种创造力的产生。发现与释放自己的创造力和能量的自然流动是建立在放松的基础之上。

对于高先生的干预第一步则是让其放松，在一定程度上感受到身体的流畅和连接感。在本次干预中我采用了巴特尼夫基本动作的练习，这些练习有固定的套式，简单易学，对于高先生来说不会感受到太多的难度和挫败感，并且也不会带入太深的情感体验，在整个过程的引导下，高先生身体逐渐放松，动作协调性和流畅性增强，呼吸也变得更加流畅而深入。

他的身体呈收缩状，在动作分析中，个体会通过形塑流的变化来表达自己是否是舒适的，当不舒适的时候身体则会收缩，舒适时则会扩展。当个体在成长过程中长期处于不舒适的感觉中，形塑流则有可能固化在收缩

---

❶　Espenak，L. Dance therapy：Theory and application［J］. Psyccritiques,1981.

的状态中。在与高先生关系的建立中，觉察他的收缩，并以此作为干预的重点，和他讨论关系中让他不舒服的地方，同时帮助他通过身体和动作找到收缩和扩展的平衡。收缩是一种关闭的状态，关闭一方面可以帮助个体感受到安全，但同时也阻碍了他们与外界更多地交流与尝试。比如打开和关闭的练习并带入更多的维度和方向性，可以在一定程度上拓展身体的探索。当高先生感觉到这一切都是安全和可控的，便促进了他积极拓展的可能性，并且他可以完全自己决定以最舒适的方式来探索。

案例二：

莲，34 岁，工作七年，基本都是行政类的工作。她觉得这类工作没有专业性，薪资不高，北京生存压力很大，所以她希望从事有专业性的、可持续发展的职业。但她又不知道该做什么，非常茫然。

我们从最简单的呼吸和走路开始，在这个过程中，我观察到她的呼吸很浅，主要集中在胸口。在走动的过程中，身高 1.75 米的莲会缩起身体，跟案例一中的高先生的身体形态有些相似。我感受她似乎想把自己"藏起来"，占用的空间很小。她的目光不断打量四周，似乎在确定环境是否安全。手臂摆动幅度很小，腰部是僵硬的，走路时两只脚并没有完全接触地面，没有任何脚步声音。我浮现出一个意象：她的身体，就像一株没有"根"的浮萍。我将我看到的和浮现的意象分享给了她，她提到自己经常会有这样的感觉，觉得自己在工作和生活中总是小心翼翼，就像刚才走路的感觉悄无声息的，生怕惊动了别人。在探讨后我们的干预目标之一是增强她的稳定性和扎根，找到自我存在感。

关于扎根我们有时会引入一些意象，用身体和动作呈现这些意象。比如我曾经播放了一首冥想的音乐作为背景音乐，并通过意象加以引导。引导语如下：

"闭上眼睛，想象你是一棵树。你的双脚像树根一样牢牢地扎进大地里，而你的身体是柔软的。试着让你的膝盖微微弯曲，不要被锁住。你的双肩向外打开。想象你的头顶有一道柔和舒适的光，你可以自然而放松地享受这束光的照耀。想象你的尾椎就像条很粗很长的袋鼠尾巴并向地面延伸，在地面支持着你，让你能够更加自然地站立在地面上。你的两条手臂像两根绳子，自然地垂在身体两侧。"

冥想类的音乐一般都是肌肉张力流"流"的节奏,可以在这个过程中帮助来访者更好关注于自己的内在。在这个简单的练习中,带给莲最深刻的部分是那条"袋鼠的尾巴",她感受到自己的身体是可以被支撑的,是稳定的,就像一个稳稳的三脚架。

而扎根往往与"强力"内驱力有关,自我效能感低的来访者,不仅缺少扎根的稳定感也会缺少"强力"的内驱力,或者他们不敢使用这种内驱力,压抑了自己的力量。回到案例一,当高先生来到团体中时,我们则可以发挥团体的资源,某次团体中我们进行了"角力游戏"的练习,该练习同样适用于莲。练习步骤如下。

(1)某成员在空间中选择 AB 两个点,A 代表现在的处境,B 代表期望到达的更理想的位置;

(2)邀请成员说出自己在这段道路上所遇到的阻碍,并挑选几个伙伴来扮演这些阻碍;

(3)挑选另外两个伙伴作为支持者,并在需要的时候给予突破障碍者一定的支持;

(4)在鼓声的支持下,成员用最大的力量穿越这些阻碍;

(5)分享。

在激烈的非洲音乐中,高先生面对 4 个人的阻拦,一次次尝试冲出人墙,最开始的时候,他采用"迂回"的方式,发现不奏效。在带领者的引导下,他开始吼叫起来,并用上了腹部的力量全力以赴推开阻挡。

最后在总结的时候,高先生说在现实中,从来没有尝试过正面对抗困难。从刚开始的无力抗争,到奋力挣脱这些阻拦,到达自己的目标之后,他感觉到前所未有的力量,他意识到自己是有能力的,同时得到别人的帮助后感觉也很棒,不用担心别人因为自己的求助而看不起自己。

在与高先生的工作中发现,舞动可以达到更有能量和活力的"身体和情绪状态",直接带来高自我效能的体验;"创造性过程"帮助他看到并重新评估自己的潜力——"我原来还可以做这个";团体见证和支持,使他的个人效能得到社会确认。

一段时间后,他接受了一份更有挑战的工作。

第二节 舞动治疗用于探索职业优势和激发员工潜能

有时知道"我"是谁，比知道"我"要去哪里更重要。在职业环境中每个人都需要对自己特质有多方面的了解。生涯理论中的特质论认为当一个人从事与其特质相符的职业，会增加其对这个职业的满意度和稳定性。在生涯咨询中，通常采用霍兰德测评、MBTI测评、优势识别器测评来测试人的天赋和特质。

舞动治疗提供了另一个观察人格特质的角度。拉班（Laban）的学生，英国舞动治疗师玛丽安·诺斯（Marion North，1972）透过自己的研究证明了拉班动作分析的价值不仅仅在于它可以作为一个客观的、无偏见的系统进行科学性的动作行为描述，并且也可以将拉班动作分析术语中所描述的各种动作倾向与人格特征，包括人格的优势、潜力和限制相联结。

所有的工作都离不开动作的参与，不同职业需要不同的注意力焦点、人际交往和事务处理方式，这些都反应在人的动作中。舞动治疗认为每个个体都是独特的，并不以刻板化的印象给予职业建议，而是鼓励来访者探索自己。通过动作分析系统中的肌肉张力流特性（先天形成）和内驱力（后天发展）的分析和探索，可以帮助他们发现和确认自己的动作特质和动作资源，并且给予更加合理的职业发展建议。

这让我们更加直观地了解到自己是否适合某一类工作，以及探索到自己的职业优势，在工作选择中扬长避短。同时这些特质的呈现也帮助来访者知道自己需要发展和完善的部分，以更好地应对职业环境的多变性，让自己更加具有弹性。

小美名牌大学毕业后很顺利地进入了四大会计师事务所之一，开始了她的会计职业生涯。她发现公司人才济济，她希望自己能把本职工作做好，不允许自己有一丝马虎。她害怕被公司淘汰，每天的工作让她越来越力不从心，这给她带来了很大的职业压力，经常失眠。现在她很迷茫。

当她来到工作室时，我看见她会经常环顾四周，发现工作室各个角落让她觉得有意思的物品，并充满好奇。在舞动中我发现她的动作呈现了更多的"间接"内驱力。她谈及自己很喜欢旅行，旅行中可以体验到各种有趣的事情和人，她不喜欢一成不变。而现在的工作每天都在面对各种数字，看着一堆报表，经常加班，没有太多的个人休息时间，这让她感觉很疲倦和烦躁。

从动作分析角度来看，会计工作类型更适合的肌肉张力流特征为"保持流"、内驱力通常表现为"直接"的个体，他们的特点是专注、稳定、可靠、耐心、持续，注重细节，更擅长一对一沟通，对变化会感到压力，适合从事细节性的工作。如研究、生产管理、财务、IT 程序员、外科医生、品质管理者等都属于这一类。

但对小美的观察来看，她的肌肉张力流"适应流"和"间接"的内驱力更加显著，此类特点是灵活、有适应能力，更擅长一对多沟通，对固定、不变、枯燥、重复的工作有压力，适合从事多任务处理或紧急事件处理的职业，如火警、项目经理、活动组织者、教师、培训师、服务人员、管理者、销售、导演、职业运动员（如足球）等。而且据小美提及她非常善于人际沟通，这些都是在公司和生活中的优势，而小美需要看见这些优势并在恰当的时候发挥出来。

很明显会计类工作需要的特质与小美目前呈现的特质是不太匹配的，这必然会形成冲突，给小美带来困扰。在后来的探索中她也提到大学的专业是按照妈妈的要求选择，并不是自己所喜爱的。自己本身特别想当导游却遭到妈妈的强烈反对和指责。

经过一段时间的动作探索，小美对自己多了一份理解，不再苛求自己。在无法放弃现有工作的情况下，需要小美在生活娱乐中找到可以满足自身显著特质相匹配的活动。

职业类型的内驱力和特质表举例如下。

职业类型	所必需的主要内驱力	该职业类型需要工作人员的特质
财务人员	直接的 / 束缚的	专注的、聚焦的、谨慎的、精确的、可信的
服务类人员	间接的 / 轻柔的	灵活的、有全局观、视角广阔、识大体、善观察的
创意设计类人员	自由的 / 轻柔的	投入的、开放的、放松的、无忧虑的、不受约束的、流畅的、自然的、敏锐的、多变的
警务人员	束缚的 / 强力的	积极地、执行力、毅力、精力充沛的、充满力量的、权威、给人安全感的、坚定的、坚毅的、可信的、控制的、谨慎的、精确的
科研人员	直接的 / 束缚的	专注的、聚焦的、谨慎的、精确的、可信的、清晰的、可测量的、可预见的、结构的、目标导向、意志力强
管理类人员	间接的	灵活的、有全局观、视角广阔、识大体、全然的、善观察的、能接纳的、直觉力强
田径运动员	快速的 / 束缚的	充满能量的、有效率的、果断的、行事迅速、善于随机应变、精力旺盛的、控制的、专注的

续表

职业类型	所必需的主要内驱力	该职业类型需要工作人员的特质
育婴师	轻柔的	欢快的、放松的、温柔的、柔和的、体贴的、小心的、敏感的、感同身受的、得体的、和气的、平易的、温馨的、流畅的

动作分析与职业对应表举例如下：

肌肉张力流	内驱力	人格特质	职业特征	职业建议
保持的	直接	专注、稳定、可靠、耐心、持续，注重细节，更擅长一对一沟通，对变化会有压力	适合从事需要专注的或注重细节的职业	研究员、生产管理、财务、IT 程序员、手工艺者、外科医生、品质管理者等
适应的	间接	灵活、有适应能力，更擅长一对多沟通，对固定、不变、枯燥、重复的工作有压力	适合从事需要多任务处理或紧急事件处理的职业	火警、项目经理、公关、活动组织者、教师、培训师、服务人员、管理者、销售、导演、职业运动员（如足球）、钢琴师等
高强度的	强力	爆发力、决断力、强势、可靠、控制	适合从事需要推动的职业	警察、运动员、管理者、工人、销售、演讲家等
低强度的	轻柔	温和、亲切、关怀、优雅、协商性的，不需要很高的兴奋度	适合从事服务型的职业	客户服务、护士、保育员、幼儿教师、珠宝加工、化妆师、婴儿护理等
突兀的	急速	思维快，很快出手很快停下来，不需要过渡期，没有耐心，马上要改变	适合从事突发性事务的职业	记者、操盘手、拳击手、急诊室医生、救火队员、警察等
渐变的	缓慢	有耐心的、善于等待、享受过程的、包容的	适合从事需要耐心和品位的职业	旅游体验师、瑜伽师、传统文化老师、品酒师、园艺师、美食家、编辑、助产士等

注：由于人的职业选择非常复杂，受到职业兴趣、职业价值观、职业技能、职业志向等多种因素的影响，此表格仅作为参考，以帮助个体获得更大的职业视野。

第三节　舞动治疗用于促进人际沟通和团队合作

人际关系是决定职业发展的重要因素。舞动团体是一个安全的人际试验场，通过身体参与性与实验性的方式，舞动治疗可以帮助人们清晰地呈现人际关系模式，提升对于环境的适应和应对能力，可以帮助来访者在职场上提升对自我和关系的觉察，选择适用于当下各种关系的调节和合作方式。

很多人会由于跟同事和上司的关系而选择转换职业。深层的原因可能有多种。比如有些来访者会将自己对父亲或母亲的期待投射给自己的上司。对上司抱有超出职业关系的期望。而当这些期望不被满足时，就会感觉"很受伤"，产生不满、委屈和愤怒，希望结束关系。

难以应对某种类型的人际关系。比如有些来访者喜欢"和谐"的同事关系，一旦出现冲突时，就会采取"逃避"策略。另一些来访者无法处理与"权威"的关系，在"权威"面前要么委曲求全，要么突然爆发。这往往也来自原生家庭的影响和后天能力的不足。

案例一：

刘先生又一次辞职了，这是他一年内的第 3 次。前两次是因为跟部门的同事关系紧张。这次他觉得领导不重视、不认可自己，在一次会议上，他跟领导拍了桌子，并愤然提出辞职。对于自己的情绪失控，他也有所觉察，但不知道真正的问题出在哪里。

在团体干预的搭档镜像环节，刘先生作为动作者，做了很多大幅度的、急速的、高强度的动作。我看见他的同伴一直在关注和跟随他的动作。而交换带领权时，刘先生眼睛会经常看别的地方并不能直接关注其搭档的动作。但是在分享时刘先生对搭档的跟随并不满意，他认为搭档并没有全身心地跟随他，动作做得也不到位，感觉对方看不起他所以不能全身心地关注他。而搭档则觉得很困惑和委屈，因为她在全身心地关注，即使刘先生的动作特质并不是她所熟悉和擅长的。在双方感受核对时，刘先生领悟到自己的感受和外界的真实发生如此不匹配，这也让他想到在同事关系中可能有很多时候的确误解了对方，而必要的澄清非常缺少。

案例二：

晓瑜在工作中对上级很愤怒，她提到自己特别受不了领导以命令的口吻向她布置工作，在写报告材料时，领导又会干预她的写作过程，当她按照领导的要求写完后领导又不满意。晓瑜很想辞职。

在团体中对此进行了个案干预，具体过程如下。

（1）让晓瑜选择一个伙伴，扮演她的领导角色；

（2）请她选择一条羊毛绳，代表与领导的关系连接；

（3）两人分别抓住羊毛绳的两端。在音乐中，跟随内心的感受舞动；

（4）尝试不同的距离（远近）和高度（高低）等，探索两人的关系状态。

晓瑜选择了一条红色的羊毛绳代表了她跟领导的关系。当同伴将绳子用力拉向自己的时候，晓瑜一开始不作任何回应然后被动地任由拉扯，在这个过程中我感受到了她的愤怒在一点点积聚，直到最后她愤怒地将绳子扔掉，并背对对方。我邀请晓瑜通过动作更充分地表达这个愤怒，并在这个过程中探索这个愤怒是什么，以及从何而来。晓瑜在分享中说，在两个人的互动中，她感受到了对父亲的愤怒。她一直为父亲过去对她生活的强加干涉而生气，但又很难直接表达。

当我们去探讨时发现她与父亲的关系和她与领导的关系很相似，而应对方式也很相似。在处理完愤怒后帮助晓瑜找到新的互动方式则成为很重要的一部分。我邀请她再次拿起那根绳子，我像她之前的搭档一样使劲拉绳子，并让她尝试选择除了扔掉绳子以外的方式来回应我，直到找到一个让自己相对舒服的方式。

在整个过程的多次尝试后，我看见她在一点点地用力将绳子拉回，就像在拔河争取自己的胜利。后来在分享时她意识到自己需要一场真正的战斗，而不是一再的回避，她要勇敢地表达自己的感受和想法。她打算跟她的父亲谈一谈，即使有可能会发生很大的冲突。也打算在工作中当再次遇到类似的情况时，找合适的机会跟领导沟通一下。

案例三：

在某次企业员工帮助计划的服务中，企业的需求是促进团队合作和沟通。"集体编舞"是一个简单有效的促进团队沟通合作的方式，而这次20人的团体成员来自企业不同部门的员工，平时除了必要的工作实际上是缺乏更多的沟通。在那次两个小时的体验中，第一个小时的首要任务则是通过动作帮助建立和促进成员之间的连接，增加他们对该团体的安全感。这部分体验结束后身体有了一定程度的敞开，便让他们用三个关键词写下自己的感受，他们写下并在大组中分享了"距离""释放""温暖""尴尬""信任"……

当感受转化为语言和认知时，再让这部分转化为动作，这时便可以让他们用自己的动作表现出这三个关键词。编舞过程如下。

（1）团体中进行分组。四人一组，一共五组；

（2）让他们用自己的三组动作素材进行集体编舞。每个小组采用自己的方式排列和连接所有人的动作素材，并为团队的舞蹈命名。

（3）舞蹈成型后，小组内部讨论。

1）在编舞过程中"每个人都在承担着什么角色：是组织者？建议者？还是跟随者等"；

2）在这次团队合作中"我的感受如何"；

3）在编舞过程中"每个人都做了哪些贡献"；

（4）最后每个小组依次展示并分享编舞过程。

在分享时他们认为编舞的过程中，每个人的想法被融入进来，每个人都对最后的成果有所贡献。舞蹈展示时他们也赢得了其他小组的热烈掌声。在分享编舞过程的时候，某成员提到之前在工作中有时会担心被取笑，不敢说出自己真实的想法，所以最后即使接受了他人的观点，内心中其实并不以为然。在编舞中她看到了每个人都有自己的智慧和盲点，而一个团队可以通过碰撞创造出新的、更好的结果。

第四节　舞动治疗用于职业决策力的提升

从小学、中学、大学、择业，一个人的生涯由大大小小的决定组成。所以生涯咨询的重要工作，在于协助个人发展生涯决策的能力，帮助个人在面对不同的生涯决定时，能收集、过滤、运用各种相关资料，做出适合的决定。

大量的信息和机会带来的不确定性，决定了生涯决策永远无法做出一个"绝对理性"的决定。一个让来访者"安心"的选择更加重要。舞动治疗可以协助人们了解到"我要去向何处"，通过帮助来访者探索潜意识，更深刻地了解自己的意愿，为自己的选择承担责任和风险，增进其决策的能力。

人们难以做出生涯决定，往往有三方面的原因，第一个方面是职业信息不足，即没有收集到足以做出决策的客观信息，不了解不同职业的工作内容及特点。在这个方面，咨询师需要教给来访者职业探索的方法，甚至直接给予职业信息；第二个方面是自我信息不足，即对自己的兴趣、能力和价值观缺乏了解。在这个方面，咨询师需要通过测评以及引导式的提问帮助来访者更清晰地看到自己；第三个方面是决策中各因素的冲突。

无法决策的背后往往隐藏了各种类型的冲突，包括：不同自我角色的冲突、情感与理性的冲突、他人期望与自我期望的冲突等。

自我期望与重要他人期望的冲突：由于与他人（如父母）在文化、价值观、观念、视野方面的不同，来访者对自己生涯的期待，可能会与父母对他们的期待产生较大的冲突。另外，来访者也有可能内化了"严苛的父母"，无法做出满足自我期待的选择。

理性与感性的冲突：很多来访者倾向于通过理性做出一个选择，但他们往往发现理性做出的选择反而让他们感觉不舒适。

潜意识与意识的冲突：尽管来访者在"意识"方面认为"应该"做出某个选择，但在"潜意识"中依然有各种各样的原因（如恐惧）拖他们的后腿，让他们无法真正做出选择。

价值观系统内的冲突：即使在来访者自己的价值观系统中，也会出现重要性和阶段性的冲突。比如，工作生活平衡和能力提升都是来访者想要的，但根据这两个价值做出的选择往往不同。

很多人在生涯选择中需要处理这些冲突。以上冲突如果不被澄清和整合，会造成来访者迟迟无法做出决定，即使做决定也会出现反复以及缺乏改变动力等现象，而且这些冲突会带来焦虑感。另外值得注意的是，绝大多数在职业决策上有困难的来访者，在他们生活的其他方面也会有各种困扰。

舞动治疗可以搭建桥梁，帮助来访者探索自己的内外冲突，并进行更深层的整合。

案例一：

小曼今年 26 岁，在一家事业单位做了 3 年公务员，她觉得现在的工作太乏味，是一眼就能看到头的生活，害怕再待下去自己以前学习的人力资源专业技能会慢慢退化，而离开体制，她又担心自己适应不了。现在这份工作，是父母帮她找的，父母觉得这份工作很适合她，劝她先稳定下来，赶紧完成结婚生子的大事。现在刚好有一个机会，她可以去一家企业做人力资源助理，她不知道该不该接受这个工作邀请。

在舞动过程中邀请她选择两个玩偶象征她的父母，将玩偶放在一个她想让他们待着的地方，然后闭眼将注意力聚焦在身体的感受上，慢慢跟随动作在空间中自由舞动，并注意自己在舞动时头脑中产生的意象。

看着她的动作我感受到了无比的沉重和疲倦，在分享时她提到在舞动过程中感受到背部的疼痛，父母好像在空间中一直在指责她跳得不好看，忽然她产生了一个令她十分恐惧的意象，她看见爸妈趴到她的背上还有一个不知道从哪里冒出来的孩子一直在哇哇大哭，这一切都令她感到窒息，背部疼得十分厉害。于是她选择平躺在木地板上，疼痛变得有所缓解。当她再次站起来的时候，疼痛又一次出现了。

此时面临在她面前的选择则是要继续"背父母和那个孩子"，还是把他们放下来安放在某一个地方。经过一系列的探索她认为自己无法承担那么多的重量，于是决定放下他们。最后她来到那两个代表她父母的玩偶面前，告诉他们自己想要自由，想按照自己的方式生活。我鼓励她将这些话带到现实生活中告诉她的父母。她说尽管不确定自己是否能够面对父母可能的指责，但还是想去试一试。

这样的一次身体体验清晰地将她真实的需要呈现了出来。

案例二：

孟女士面临三个选择：去外企做高管、自己创业、回归家庭养育孩子。

在舞动干预中我邀请她选择三条不同颜色的羊毛绳，并分别代表上述三个选择之路。她用一条蓝色的绳子代表去外企做高管，用一条红色的绳子代表自己创业，用一条粉色的绳子代表回归家庭。

接下来，我邀请她分别走在这三条不同的路上，并时刻觉察自己的身体和内心感受。她走在粉色之路上时，我看见她是曲线绕着走，速度很缓慢；当走在红色之路上时她显示出了兴奋感；走在蓝色之路上时，她很快走完，有意思的是走完之后她便坐在地上开始无意识地折叠蓝色绳子将其绕成一团，我提醒她正在做的事情。后来在分享和讨论中她明确了回归家庭养育孩子并不是她想要的，虽然这会让她对家庭有一些愧疚感。而尽管有一些恐惧，她还是很享受走在创业之路上，创业是她更想要的选择。而那条被绕成一团的蓝色绳子早已被她扔在教室的一角。

在人们的决策中，往往有一对最主要的内在冲突，两极动作可以外化冲突，让人们能够通过内心之舞来探索和整合它们。往往人们会发现，他们可以有更平衡的方式处理这两种冲突。在舞动治疗中可以运用两极化的动作进行探索和整合内在冲突。

邀请来访者找到两个动作代表自己内心的两种主要冲突，比如向上和向下的动作代表冲突的对立面；

在第 1 段音乐中，请来访者只做向上的动作，并不断地拓展这个动作，关注此时此刻身体的感觉和内心的感受；

在第 2 段音乐中，请来访者只做向下的动作，并不断地拓展这个动作，关注此时此刻身体的感觉和内心的感受；

在第 3 段音乐中，请来访者整合向上和向下的动作，并找到方式让两者的连接更加流畅。

来访者最终要面对具体的生涯道路的选择，这些选择会将他们的生涯带到不同的地方。每个选择各有利弊，而且往往都充满了不确定性，因而很难通过绝对客观、理性的方式做出决定。通过动作隐喻，来访者可以运用身体的智慧做出更让自己安心的选择。

在社会环境急剧变化、职业生涯跌宕起伏的今天，产生的生涯问题也更加复杂，生涯咨询需要帮助人们应对新的变化，自身也需要不断地发展和进化。

舞动治疗在生涯咨询中的应用方式尚在不断地探索中。从身心整合的角度，我看到了它巨大的潜力。舞动不仅带来了身体的移动，更带来了心理的移动，从"向外看"到"向内看"，从关注理性的决策到关注当事人的自我感受。这帮助当事人能够贴近人的本质看待自己的生涯，并以更富创造性的方式塑造自己的生涯。

尽管舞动治疗在生涯咨询中有广泛的应用，但也需要同时看到舞动治疗的一些局限性。

（1）场地要求高。与会谈式的咨询相比，舞动治疗的体验性也使得其对场地的要求较高，一般为木地板最佳，其次为地毯，清空的场地；

（2）受来访者意愿影响。并非所有的生涯咨询来访者都有意愿尝试这种对他们来说全新的咨询方式；

（3）无法得到关于职业的直接结论，需要与生涯理论和工具结合。舞动治疗无法直接得出来访者适合什么职业的结论。尽管通过对肌肉张力流和内驱力的观察，为来访者进行职业选择提供参考，但这无法作为提供职业选项的唯一依据，因为影响来访者职业选择的还有具体的职业技能、职业价值观等多种因素。

第九章　舞动治疗在舞蹈编创和表演中的应用

第一节　舞动治疗融入舞蹈编创和表演的必要性

一、舞动治疗创造了包容、接纳的自由舞蹈氛围

舞动治疗提供了一种支持和抱持的心理氛围。舞动治疗中"每个人都是重要的""每个人都值得尊重和被爱"等理念，以及治疗师非评价性的态度，会促进舞者对自己的接纳和认可。舞动治疗也创造了具有激励性的课堂氛围，学生积极参与到舞蹈创造中，他们不用担心别人如何看待自己的表现，学生也不会因为贸然提出个人的、有创意的想法而受到批评。他们在这种抱持的环境中，更容易获得舞蹈表演和编创方面的成功，而这种成功能提高学生对自我胜任能力的感知，而胜任感直接促进了学生在舞蹈学习中更加努力和坚持。

二、舞动治疗有利于激发学生内在的学习动机

所谓内部动机是学习者被学习本身的兴趣所引起的动机，动机的满足在活动之内，不在活动之外。舞蹈者的内部动机就是由于舞者对舞蹈本身的热爱所引起的动机，并不是所有的舞者都被相同的动机所激发。具有内部动机的舞者对舞蹈学习本身感兴趣，因此更有学习热情和积极性，更能坚持。

而舞动治疗增加了学生舞蹈学习和表达的内在动机。舞动治疗让学生看到舞蹈不仅仅是技术和表演，更是内在情感的表达和沟通，这开启了学生对舞蹈的多元化视角，促进他们对舞蹈本身的热爱。舞动治疗本身的即兴和创造是具有新颖性和启发性的，能够激发学生深入持续的探索，增强对学生的吸引力。舞动治疗师使动作和音乐充满新鲜感，避免了传统舞蹈教学中的机械重复，减少了课堂教学的枯燥感和无聊感。

三、舞动治疗促进学生自我效能感和胜任力的提升

自我效能感和胜任力提升的基石在于教师和学生对自己接纳和支持的态度，这无疑是舞动治疗所倡导的，学生们在接纳自己不足的前提下积极改变，同时强调和发展了学生的内在优势资源，实际上这也是优劣势相互转化的过程，舞动治疗相信学生拥有足够的能力解决自己学习的困惑和阻碍，进而体验到更多的自我掌控感和胜任力。

舞动治疗中的舞蹈表达和展示为学生创造了尽可能多的成功体验和感受。舞动治疗师给予学生自我展示的机会，尊重学生的努力，尊重学生的个性和独特表达，认可他们的创造成果，提升他们的舞蹈价值感。舞动治疗创设了经努力而成功的环境，保护学生的自尊心和舞蹈学习兴趣。

四、舞动治疗的多感官参与体验促进了学生对自我和外界觉察的敏感性

一般性的舞蹈强调技巧、动作的规范性及一致性，专业舞者十几年如一日的训练，使有些人在跳舞时已经有些许"麻木"，他们体验不到身体的感觉，舞蹈在某种程度上只是形式化的动作而已，对于动作所引发的内心体验更不敏感，脱离了内在自我和情感。

当身体在空间中自由舞动时，所带出的必将是身体承载的心灵，动作是舞动治疗的工具，也是舞者最熟悉、最易理解的语言，运用舞者最熟悉的动作语言进行辅导和干预的舞动治疗，对于增加舞者身体觉知和体验具有积极的意义和价值。舞动治疗中，多感官通道（视觉、听觉、触觉、嗅觉、味觉、本体觉）的参与，能够增加舞者对外界自然和万事万物的感受性。帮助学生在跳舞时觉察"当我在跳时，我的感受是什么，我正在发生什么？"与他人共舞时觉察"我们正在发生什么，他的感受是什么？""外在的空间带给我什么感受，我和那些道具是怎样的关系？"正如玛莎格莱姆所说："动作从不说谎，舞者从身体动作中告诉了观众他是谁。"任何动作都提供了基本的互动关系，个人与他人之间的互动，除了使用口语外，非语言的沟通也一直存在。身体随时在传递信息，人们彼此间的相互影响，有许多是来自身体动作。通过动作觉察自己对他人和环境的感受非常重要。这些每个当下的觉察让学生与此时此刻的关系相联结，激活了学生内心丰富的情感宝库和舞蹈素材，并促进将其整合到舞蹈学习、表演和编创中。

五、舞动治疗促进学生在舞蹈编创和表演中内在情感素材的激发

舞动治疗为舞者在舞蹈编创和表演中提供了探索真实情感和独特表达形式的良好途径。它的魅力在于治疗师的接纳、包容、等待、引领的态度，让团体中的每个人在内心进行深层次的情感探索和挖掘，感受真实的自己，勇敢地走进内心秘境并且超越出来，找到属于舞者真实和个性化表达的创作主题。

舞蹈的创作，不仅需要从技术层面精密巧妙的动作编织，还需要注入真实的情感，两者持续地结合，才能呈现出动人独特的舞蹈语言。目前的编创教学大部分从开发学生的身体编创能力着手，教师运用各种技术，让学生找到身体不同部位的组合方式和时空力的表现形式，尽可能地让学生呈现新颖和独特的舞蹈动作，以完成作品需要的舞蹈语言表达。在长期的训练中，因为舞蹈专业学生惯性学习和训练的方式，进行了大量技术层面的练习，容易忽略对身心情感的探索。有些教师也会从一个意象、一个立意或一个主题入手，让学生对其进行动作编创。如果能够适时运用舞动治疗的方式引领学生感受自己真实的内在，用动作探索属于自己的独特情感经历，当学生体验到了丰富的情感流动时（学生们常用"找到感觉"），事实上他们已经创造了独特的舞蹈素材。教师在呈现舞蹈语言层面上进入二次甚至多次加工，将技术层面的舞蹈语言通过深入的情感注入，则可以使舞蹈动作层面的质感更加丰满和富有张力。

六、舞动治疗促进学生想象力和创造力的激发

艺术的本质在于表现和创造，舞动治疗本身也是一种创造性的心理疗法。舞动治疗的一个重要效用在于引发个人建立行为上的自发与自控能力，而自发状态是创造性和表现力的源泉。根据埃里克·伯瑞（Eric Beren）的交互分析理论，人格结构由父母、成人和儿童三种状态组成。当代中国的教育模式，造成了包括舞者在内的很多人"少年老成"，他们背负着沉重的书包、奔波于各种补习班，失去了自由自在、快乐玩耍的童年。交互分析理论认为，儿童自我或者自由儿童，是儿时延续下来的行为、思考和感情模式，是创造力的源泉，舞动治疗不断地提供新的方式和视角，在这个过程中自发、自由的舞动能激发舞者人格中自由儿童的状态，舞者创造属于自己的舞蹈，这些创造性的动作，激励了个人化的表现，启发舞者尝试新的思维方式和行为，提升其艺术创造力和表现力。由此，发源于舞蹈、以动作为工具的舞动治疗方法，经由舞者本身，

实现了向舞蹈艺术的回归和升华。

七、舞动治疗促进学生动作库的开发及拓展

舞动治疗认为身心紧密联系，每个人的身体和动作储存着个体自己特有的记忆，它记录了个体生命经验和转变轨迹，这些与个体过往生活经历息息相关，我们会看见很多人在动作时容易陷入只属于自己的某个动作模式（习惯性地使用某身体部位或者某种内驱力），比如有的人会高频率地启动右手，而很少看见其使用左手；有的人习惯性地扭动，几乎观察不到直接和强力等，而这些模式会成为一种舒适区域，这些对于个体来说是安全的，但往往也限制了个体发展的其他可能性。

在舞蹈学习中也是如此，学生需要打破这些模式，打破模式的前提是学生需要在舞动治疗师的帮助下觉察和看见这些模式，并在学习中有意识地去改变和突破。当然舞动治疗也提供了一些方法和途径，让舞者可以探索其他的动作特质和内驱力，让舞蹈表达更加丰富和多元。在舞蹈学习中，舞者由于受到舞种的限制，在身体的使用上可能存在某种固定的风格或模式，比如，芭蕾从内驱力上看多呈现出束缚的特质，而缺少自由流。芭蕾舞者身体长期的束缚控制则有可能衍生到生活中去，舞动治疗能做的则是在安全的空间中帮助舞者去平衡各种内驱力，有助于促进舞者在生活中更好地应对各种环境和关系的能力。

八、舞动治疗有助于促进学生身心和谐和人格完善

舞者面临严格的审美标准和动作标准的评判及同行间的激烈竞争，他们必须严格控制饮食、保持身材。舞蹈专业的细化把舞者的审美框定在特定领域内，如果达不到标准，会认为自己的身体不美，进而对其自我评价产生消极影响。舞者以身体展现美，对于其身材高低、比例和胖瘦有较高要求，使有些舞者不满意自己的身体，更有人进行近乎自我虐待的训练。舞者面临日复一日枯燥的训练、严苛的比较、短暂的艺术生命、不明朗的前途等压力，使得其对于舞蹈的兴趣和热爱不断受到挑战。可想而知身体的苦和累、心理的压力，将严重影响舞者对训练的投入和从事这个行业的幸福感。

舞动治疗中的所有动作和舞蹈都褪去了"表演"的华丽外衣，它们不再是表演，而是由内而外流动出来的情感，这种流动整合了时空，在舞动治疗师的帮助下将内在的压力通过动作和舞蹈得以外化并转化。实现身心的沟通和完

善，认识舞蹈与自我和内心联接的价值，感受发现舞蹈另一面的惊喜。这对于舞者重新认识舞蹈的价值和意义，增进其身份认同感，提升其存在感和价值感，促进身心和谐和人格完善具有重要意义。

舞动治疗促进了学生的人格完善，丰富了他们的生命体验，从而使他们获得了身心的自由和创造力，最终使他们达到更高的思想境界和艺术高度，从而使作品更加充满人性关怀，更具有现实力量。

第二节　舞动治疗在舞蹈编创和表演中的应用

本节将针对学生舞蹈学习的内在动机激发、自我效能感和胜任力的提升、对自我和外界觉察力的提升、情感激发、多元动作质感开发等方面，举例说明舞动治疗促进舞蹈编创和表演的课程活动方案。

一、激发内在动机的课程方案举例

在团体中，让每个人根据自己的需要选择一条 2 ~ 3 米长的绳子（绳子也可以用丝巾或者羊毛绳拼接出来代替）。在这里，教师可以根据团体的动力进行深化，比如让学生自己在教室里设定 A 点和 B 点，以此给学生更多的自由选择和创造的机会。

绳子的一端代表最初热爱舞蹈的那一刻 A 点，另一端代表现在这一刻 B 点，从 A 点顺着绳子慢慢地走到 B 点，去觉察在这个过程中自己正在发生什么。

每个人走到 B 点时停下来，给自己一点空间和时间体会现在自己对舞蹈的态度和对舞蹈的感受，将这些体会用自己的动作跳出来，跳完后用绘画的方式将所有的动作体验呈现出来，画完后让每个人在 B 点用一个动作或关键词表达此刻的感受。

将注意力从对外分享转移至关注自己内在，给自己一点时间，慢慢地从 B 点走回 A 点处，回忆最初热爱舞蹈时的场景、故事和感受，跳出此时的感受。跳完后拿到之前画的画，并在原画上添加。

最后分享讨论，可以分享"最初热爱舞蹈的那些片刻和故事""从最初走到现在的坚持""画中的内容、画中再添加的部分，这些部分会给现在的舞蹈学习带来哪些资源"等。

通过这样的舞动治疗团体活动，可以增加舞者对舞蹈表演和学习的热情和动力。一些舞者在学习舞蹈的开始阶段都是满怀热情的，但随着一天天残酷的压腿、反复、机械的训练，他们对舞蹈的热情有可能会减退。因此让他们经常回顾学习舞蹈的初衷，激励他们为梦想不懈努力是非常必要的。

二、提升自我效能感和胜任力的课程方案设计举例

可以在激发内在动机的方案上稍作变动如下。

（1）在团体中，让每个人根据自己的需要选择一条 2 ~ 3 米长的绳子（绳子也可以用丝巾或者羊毛绳拼接出来代替，或让学生自由选择 A 点和 B 点）。

（2）绳子的一端代表最初热爱舞蹈的那一刻 A 点，另一端代表现在这一刻 B 点，从 A 点顺着绳子慢慢地走到 B 点，在这个过程中回忆自己从最初热爱舞蹈到现在曾经都遇到过哪些困难和挫折。

（3）回想你是如何度过这些困难和挫折的。大组分享这些克服困难和挫折的故事。

（4）分享后给自己一点时间和空间，感受在克服困难和挫折的过程当中，自己的哪些特质发挥了重要的作用，将这些特质写在一张纸上。

（5）用动作将这些特质一一外化出来并同时说出相对应的特质，由其他人见证。

（6）最后可用身体动作整合强化所有的特质，跳一支"明天之舞"，每个人如何运用这些特质更好地走向明天。

舞动治疗师可以采用多种形式帮助学生们找到这些有效特质，可以从学生本身的内在找，也帮助学生从外在带入、汲取有效特质。比如：

（1）让学生想象自己面前有一位非常尊敬和喜爱的舞蹈家，他 / 她正很友善地看着你，他 / 她将见证你后面的所有发生。

（2）感受这位舞蹈家身上很吸引你的、让人尊敬的特质，将这些特质写下来（至少写三种）。

（3）让学生们用动作表达出这些特质，并将这些特质整合成一段舞蹈句子。

（4）跳完后想象如果这位舞蹈家给你一句话的鼓励和支持，他 / 她会对你说什么。

（5）大组分享自己的感受和所得，并思考如何将这些特质和鼓励带入自己未来的舞蹈学习中，让自己体会到更多的价值。

学生的自我效能感和胜任力与过往经历息息相关，回想自己克服困难的

过程，并且从这个过程中看到自己珍贵的特质，将会帮助他们在未来遇到困难时，对自己多一份坚持和相信，增加他们抗挫折的能力，提升自我价值感。在舞动时，教师也可以引导学生体验他们在过去克服困难过程中的"分娩节奏"（分娩节奏是肌肉张力流节奏之一，详情请参考本书第二章），这将为他们在未来克服困难做好铺垫。在分享时，可以引导学生感受自己一路走过来的艰辛和努力，并欣赏自己的坚持和韧性，感谢自己曾经的付出。

三、提升学生对自我和外界觉察敏感性的课程方法举例

方案 1：

（1）每人都选择一条自己喜欢的丝巾（也可以是其他安全的道具），找到舒适的空间与纱巾共处并舞蹈。

（2）慢慢地找到搭档，两两 AB 一组，A 与丝巾舞动，B 见证这一过程并体会 A 和丝巾正在发生怎样的故事，有怎样的感受。

（3）A 动作停止，B 将刚才体会到的故事和感受通过自己的方式舞动出来，A 在这个过程中体会 B 的舞蹈与自己共鸣之处和不同之处。

（4）两人分享后，交换角色。

方案 2：舞动对话

（1）AB 两人一组，A 即兴动作，B 观察与感觉对方以身体传达出的信息。这个训练的核心在于练习每人倾听他人身体的能力。

（2）待 A 停止后，B 再以动作反应给对方，如此交替进行。好像两人在交谈般，一人说完后另一个人接着说，但是不使用语言，而是借由身体来表达。

（3）分享两人的动作对话过程，自己的身体传达出来的信息是否被对方理解了等。

在这里，也有其他的活动可以参考，比如简单的镜像练习，也可以是团体舞动，身体有自己的节奏和韵律，当多人一组时，每个成员不仅需要感受自己的节奏也需要感受他人的节奏，在这个前提下团体才有可能变得更加和谐凝聚，这对于群舞的编创和表演具有重要的作用。

四、促进学生在舞蹈编创和表演中情感激发的课程方案举例

当学生在舞动治疗营造的安全和接纳的体验氛围中找到真实情感和独特表达形式时，借助于编创和表演的专业理念和方法将舞动治疗中呈现的真实独特情感具象化和艺术化，进而完成艺术创造之旅，真正实现舞蹈艺术作品"温暖人心，

给予人们精神力量和情感关怀"的价值。所以，舞动治疗可以成为编创和表演的前提；而编创和表演的专业理论和方法又可以促进舞动治疗的艺术呈现。

有人也许会说，我平时在生活中也可以体验生活感悟情感呀。其实不然，自我情感的探索是具有冒险性的，去面对和呈现真实的自我是需要极大的勇气，舞动治疗的魅力在于它有一个非常专业的情感体验环境，有专业舞动治疗师的陪伴，能够在其营造的氛围里，体会安全、接纳与尊重；更会让个体在慢慢觉醒的身体里，得到保护、支持和引领。会更加勇敢地去探索自己的真实情感，找到和呈现生命中那个真实的自我。

活动方案举例：

（1）在教室里走动，找寻到你自己认为最舒适的空间。

（2）以自己喜欢的方式，待在这个舒适的空间里，如果学生愿意，此刻可以选择闭上眼睛，碰触和感受自己的身体，和身体建立连接。通常，教师会使用音乐营造更安全和舒适的氛围，帮助学生与自己的身体建立连接，更快地进入内在。

（3）在音乐中深入地体验内在的情感。音乐可以按照需要激发的情感的目的进行选择，不同肌肉张力流节奏和内驱力的音乐会引发不同类型的情感体验，在该活动中，碰触身体的目的是为了让学生感受到自己给自己带来的滋养，滋养为自我观照提供十分重要的途径，这帮助学生更好地打开感受内在真实情感的大门。此时导入轻柔和缓慢的纯音乐最合适（歌词在某种程度上会局限学生内在的情感体验，此时可避免播放带有歌词的音乐），教师可以根据团体的动力确定音乐时长，音量适中。

尽管教师在该活动中目的是为了让学生感受到对自我的滋养，但是在实际操作时可能会引发各种其他情感，比如厌恶或者无力等，这些不同的体验则为学生们继续探索自己提供了丰富而个性化的舞蹈情感素材。

（4）使用真实动作深入和扩展这些情感素材和主题（真实动作操作过程和原则请参考本书第四章节《真实动作》）。

（5）用关键词或者绘画捕捉和清晰化内在的情感。

（6）分享。

舞动治疗中，舞者往往会自然流露出某种非常个人化的情感，老师不需要任何的刻意引导，这些情感会水到渠成地呈现出来，但有时老师也会根据团体的状态和学习的需要设计一些必要的主题，比如人物主题（父亲、母亲、恋人等人物）、关系主题（与自己、朋友、动物或自然等的关系）、情绪主题（喜悦、愤怒、恐惧、悲伤、嫉妒等情绪）。在探索这些主题时，学生除了激发自我的情感经历，也可以借助于外在素材，比如电影、书籍、艺术品等中的人物、情感素材进行探索。

五、提升创造力和想象力的课程方案举例

邓肯说"我的灵感来自于树木的摇动、波浪的翻动、飞雪的飘动，来自于激情和风景之间、温情和微风之间的联想等，凡是伟大的艺术大师都懂得，具有真正价值的、无比崇高的典范就是大自然。""我在周围的一切事物中看到舞蹈的基础。凡人的身体所能做出的真实的舞蹈动作，最初都存在于自然界。"❶邓肯在《邓肯自传》中讲到她是如何向大自然学习的。有一次她住进一个窗前有棕榈树的别墅，她时常注视它的叶子在清晨的和风中颤动，她就在这种颤动中创造了一种胳膊、手和指头抖动的舞蹈动作。

置身于大自然中，面对着高山流水、潮涨汐落、繁星皓月，能感受自然之美。站在达·芬奇的《蒙娜丽莎》、罗丹的《思想者》前，还是聆听着贝多芬的交响乐、施特劳斯的圆舞曲，可以让我们欣赏到艺术之美；被生活中普通人身上的善良、诚实、友爱、正直所打动时，亦能感悟到人性之美……让舞蹈学生们懂得生命充满了美好，并能够把这种感悟用舞姿表达出来显得弥足珍贵。

这样的舞姿表达需要学生具有敏感的感受力和富有感染的表现力。舞动治疗为提高舞蹈学生提升艺术感受力和表现力提供宝贵的途径，主要概况为：充分发挥想象力和创造力，打开所有的感觉系统、回归自然与真实，随心起舞。简而言之，创造力和想象力来源于自然与真实。

方案举例：

（1）可以使用大自然的资源，到户外找一个有草地、岩石、阳光的地方，将自己投入你所置身的环境中。可依照自己的需要选择具体时间（早、中或晚）。

（2）在草地上时，去尝试不同的方式跟草地连接，站、坐、卧、躺、跪或是趴，在这些方式当中用身体不同的部位去体会身体重量，以更好地找到身体的重心，带来更多元化的身体移动和表现性。

（3）在第（2）步骤的基础上，感受与草地接触时有怎样的体验，是柔软舒

❶ 邓肯·切尼. 邓肯论舞蹈［M］. 张本楠，译，北京：九州出版社，2006:128.

服的还是尖锐刺激的等，慢慢地用身体外化呈现出这些感受。

（4）在这些感受的基础之上，你是如何在草地上移动的，滚、爬、走、跑或是跳？这些不同的移动方式带给你怎样的体验。滚、爬、走、跑或是跳的动作方式不仅仅关于动作本身，也关乎于动作带来的空间高中低维度的变化。

（5）随着空间维度的变化，会带来对身体周围不同事物的关注。低维度的草、泥土、石子、落下的树叶；中维度可能会有不同种类的花儿和植物；高维度可能会看见树上摇曳的枝叶、在空中歌唱的鸟儿或是漂浮着的白云；等等。去关注到吸引你的生命或者物体，观察它们运动的特性。用身体与之全然地相处，与它们的韵律取得一致并产生共鸣。

（6）由于感受存在着对立性和复杂性，我们无法忽视在练习中可能出现舒适和和谐之外的其他感受，比如痛苦的、悲伤的、分裂的等，而事实上这些感受会时刻存在于我们的身体中，用身体表达这些感受亦同等重要。在这个过程中不仅可以促进身体的敏感性，还可以在大自然的支持之下让舞者的生命变得更鲜活。

学生的观察和探索活动并不局限于艺术形式或者僵化的练习，更重要的是和自然界的运动发生直接联系。当学生走进自然，观察自然，感受自然，与自然互动时，能够感受自然的美妙与博大，培养他们的艺术感受性和灵感。通过观察自然，让学生认识这个世界的丰富多彩，领略大自然的五彩缤纷，通过感受自然体验人生的甜酸苦辣，感受生命的丰富和可贵。而这一切是他们创作的灵感和基础。

在后现代风格的舞蹈作品中，有些舞者追求不和谐的独特表现形式，痛苦的、冲突的、甚至违背身体自然规律的动作形式都在很多舞台上深深地打动了观众，因为这些也是我们生命本身必然经历的部分，通过舞蹈到达人性的深处并与之产生共鸣。正是艺术家经由对和谐及不和谐的尊重、感受、体会、表达、创作从而也达到他自己生命的完整和丰满。

六、多元动作开发课程方案举例

（一）舞者身体部位使用的开发

舞者在长期的舞蹈训练中，身体的各个部位接受了各个风格性舞种的专业性训练，这些专业训练也给舞者们带来了各种惯性的身体动势。比如从动作库身体使用的角度看，芭蕾专业舞者的躯干部位双肩和双胯的四点保持在同一平面，这使得舞者们在站立的状态脊柱始终保持垂直，在向前弯曲时脊柱大多数保持在直线状态，在向两侧和后弯曲多数情况保持在单一平面上的弯曲。这样的长期训练造成舞者脊柱使用的单一化和动作模式的局限性。

课程举例：

（1）老师带领放松脊柱的练习，如可以提供水的意象，感受头顶有一滴水，让这滴水顺着脊柱关节由上至下慢慢滑落，感受到脊柱在水的浸润中变得松动和柔软。

（2）AB 两人一组搭档，A 保持站立，B 用手触碰 A 的后背脊柱，从脊柱最上端逐渐到最下端的尾椎，或者从下往上，以帮助 A 更好地感受自己脊柱的存在。

（3）A 双脚稳定站立保持不动，B 站在 A 的不同角度，用一根手指轻轻触碰 A 的上半身某个部位（敏感部位除外），并轻推一下，A 感受被推动的部位点，以该点带动脊柱顺势移动，并保持移动后的造型。

（4）在 A 保持移动后的造型基础上，B 继续尝试在 A 上半身不同躯干部位和维度（主要指水平面和轮面的维度）的轻推。以帮助 A 体会脊柱不同方向和维度的移动方式。

（5）A 和 B 进行交换角色，重复以上过程。

（6）在前面步骤基础上，老师给予"含羞草"的意象，让学生们想象脊柱像含羞草在被轻触时向身体中心慢慢收缩，再慢慢地感受脊柱一节节升起向外展开，在此同时膝盖伴随脊柱的收缩和展开进行弯曲和伸直。并根据需要重复数次。这个过程中脊柱维度则主要保持在垂直面和轮面变化。

（7）脊柱在水平面、轮面和垂直面的移动，构成了脊柱在三维立体空间的运动，尝试在这三维中自由移动脊柱，慢慢地加入移动双脚，使用更多的空间，自然带动身体其他部位；

（8）在整体移动时以脊柱为中心支持，尝试不同的身体探索。由脊柱带动的不断递进的运动方式以及丰富的探索可能，不仅有效的开发身体的能动性，还能增强探索之后的身体所带来的意识感受，而这些感受则可能是常规动作模式下所没有的。

（二）舞者的空间开发

在以下关于探讨空间的部分，需要区分两个空间的概念，第一个舞者身体使用的空间开发中的"空间"指的是个体的空间使用，个体是如何使用空间的，在以何种路径使用空间等。第二个空间指的是拉班动作分析中的内驱力，该空间包括了直接的和间接的，强调了个体内在参与的意图（具体可参考本书第二章《动作分析》）。

（1）舞者身体使用的空间开发。

　　舞者首先需要认识和探索空间，觉察身体在空间中的运动路径和空间使用，关注自己的身体动觉范围，然后尝试拓展和打破身体使用空间的常规路径、方式和范围。舞者们常常把空间分为三个部分：第一部分指地面动作所使用的空间，比如爬、滚等，被称为一度空间；第二部分指脚部接触地面的直立或移动动作所使用的空间，比如走、跑等，被称为二度空间；第三部分指双脚离开地面所使用的空间，比如跳跃、被托举的动作等，被称为三度空间。

　　方案举例：

　　在教室里设定 A 和 B 两个点，从 A 点出发到达 B 点。

　　让学生依次按照三个不同的空间选择习惯的方式到达 B 点，比如爬、走、跑、跳跃等。

　　老师可以从一度空间到三度空间依次推进，在某个空间给予学生某个身体部位的限定。以一度空间爬行动作举例，老师可要求学生双掌不能同时触地面参与移动，而积极调动身体其他部位参与移动到达 B 点。这个过程激发学生有意识地去调整熟悉的动作路径和空间使用，从而更好地扩展学生身体的能动性。

　　（2）调动舞者的空间内驱力的参与程度，觉察身体在使用空间时的内在意图。

　　我们常常发现有些学生在呈现自己的舞蹈动作路径和质感时不够清晰，给人一种涣散和混沌的感觉。这种涣散和混沌的感觉就像一个人说了一堆话，但听者往往不知所云抓不到重点。事实上一种可能性是说者不知道自己到底想表达什么；另一可能性是说者处于 KMP 肌肉张力流节奏"流"的节奏中，缺少了空间内驱力的参与，与听者缺乏实际而真实的连接。在舞者的训练教学中，而需要不断地强化学生的动作意图和焦点。

　　（三）舞者动作力量和时间内驱力的开发

　　动作力量的内驱力包括了"轻柔"和"强力"两个元素。时间内驱力则包括了"快速的"和"缓慢的"两个元素，事实也存在着逐渐加快或变慢的过程。在舞蹈中这些元素不仅存在于某个动作，而且时刻贯穿于所有的动作过程中。它们会在动作中不断地互相支持和转化，力量的元素一般会表现在：由轻柔到强力、由强力到轻柔的动作过程，以及某一舞蹈动作在个体的不同身体部位同时呈现出的轻柔和强力的状态。时间的元素一般会表现在：稳定的缓慢和持续的快速、由缓慢到快速或者快速到缓慢的变化过程，以及某一舞蹈动作在个体的不同身体部位同时呈现出的缓慢和快速的状态。而这两大元素的不同组合则大大丰富了动作的可能性，都可以使舞蹈更富趣味与活力。

方案举例：

（1）老师让学生找到一个自己非常熟悉和常用的动作，并尝试分析出自己该动作的力量和时间内驱力。

（2）自我动作分析完毕后老师进行核实，确保学生们分析的是正确的。这部分可以强化和帮助学生清晰自己熟悉和常用的动作内驱力。

（3）当清晰自己力量和时间的内驱力后，比如某同学在直立状态快速有力的拍手，这呈现了快速的并且强力的内驱力，老师可以逐步给予指令进行内驱力的变化。

（4）以第三步骤的拍手为例，先将"快速的"转变为"慢速的"，力度不变。

（5）在"慢速的"基础上开始转化力度，由"强力的"转变为"轻柔的"。

（6）在学生开始熟悉转变过程后，则可以加入其他更多的部位练习，并找到更多的内驱力转化方式。

本章中的练习是笔者在长期实践过程中逐步探索积累出来的经验，这些经验不是唯一的，需要老师们更多的结合自己在教学过程中的需要进行调整，甚至发明创造。

作为舞蹈传承者，我们都清晰地看到舞蹈作为艺术之母，对人类贡献着极大的价值，包括释放情绪、记录着一个区域、时代的民族风情和特征、它促进了民族凝聚和团体文化有序发展，为人类的社会发展注入新的生机。

而舞动治疗来源于舞蹈与心理学的结合，当舞动治疗传入中国，经历本土化的过程，增加了中国文化的特色，我们希望本土化的舞动治疗可以回到中国舞蹈中，为舞蹈编导创作、教学和表演服务。舞动治疗包容、接纳、尊重、陪伴和关爱的理念，以及它的各种工具和方法，能够帮助舞蹈编导创作找到真实情感和独特艺术表达形式。舞动治疗中激发的真实独特的情感被应用于舞蹈作品中，通过舞蹈语言具象化和艺术化演出展示给更多的观众。舞动治疗在舞蹈编导创作、教学和表演中的成功运用，带来的是舞蹈教学理念和方法的发展和创新，这有助于挖掘表演者的潜力，为作品锦上添花，让舞蹈艺术更能深入人心。

第十章 舞动治疗在流行演唱训练中的应用

舞动治疗和流行演唱训练看似迥异的两个领域，事实上二者有一些相似之处：都与音乐相关；都是关于人类情感的创造性表达；都具有很强的感染力和触动性；在中国是刚刚开始生根发芽……

第一节 流行演唱与舞蹈

一、流行演唱的简介

流行音乐起源于欧洲，后在美国发展壮大，逐渐形成了爵士、布鲁斯、摇滚、节奏布鲁斯、说唱、民谣、灵歌、舞曲等风格门类，又通过特有的媒介把流行音乐推向整个世界，形成了庞大的流行音乐产业和流行音乐文化。随着流行音乐的快速发展，一种新的演唱形式流行唱法也应运而生。

在我国，20世纪30年代广泛流传，习惯把它称作"通俗唱法"，后为与国际接轨，改称流行歌曲唱法，简称流行唱法。由于它具有大众化、生活化、创造性和多样性等特点，简单明了、直抒胸臆，旋律和节奏都非常鲜明，内容、题材多以爱情、亲情、励志为主题，以不同风格抒发当代人的自我感受和心理体验。

流行唱法的风格多样，没有固定的模式，演唱风格追求自然，强调用自己最真实的声音歌唱，从而体现声音的个性化与特色。演唱过程中歌者情感的自然流露具有很强的感染力，更是强调了即兴性。

流行唱法入门容易，使得它具有普及性和大众性的一面。随着作品难度的增加，技巧难度的增加，又体现出了它很强的专业性和艺术性。例如流行演唱中的真假声转换，连续跨越八度音区的声音展现，以及高音华彩部分的跳跃技巧，如果不进行系统的、专业的训练，是很难实现的。

在我国 20 世纪 90 年代末，开始出现流行演唱教学，而在此之前都只是沿用美声或民声的训练方法解决流行演唱歌者的声音问题。而这些训练方法，更多是在声音的生理层面进行，对于提升演唱者对情绪的感知和表达并没有太大的帮助。

流行演唱训练在中国仍然是一个处在探索发展中的课目。在过去的十几年里，随着中西方交流的日渐密切，一些西方的流行演唱训练理念和方法被引进，而在本土化的过程中，仍然要面对中西方人种生理结构、语言、情感表达方式等方面的差异与挑战。

流行演唱是极为个人化的歌唱表达，音色、咬字、节奏、情感表达都建立于个人表达之上，同时这又是最接近言语表达（即说话）的歌唱方式。因此，沿用美声的训练方式处理声音或是将工作过多聚焦于声音，都不是流行演唱训练的明智之举。

而且笔者始终认为："歌为心声"，一切艺术形式都因为灵魂的独白而存在，不从情绪、感受出发的一切艺术表达都是无根之木。尤其流行演唱这种如此需要突出个人化特征的歌唱方式，如果过多的专注于技巧的训练，有时会扰乱情感表达而成为歌唱的障碍。多年的声乐训练、舞台前沿经验让笔者不仅仅专注于技巧的训练，也专注于调整歌者的呼吸问题，以及促进他们在歌唱过程中更多情感体验的投入。

传统的声乐训练方式仅限于语言层面的讨论，以唤起歌者情感体验中与演唱作品相关的部分，再将被唤起的情感部分与声音使用发生联系，这是一个有效的工作方式，注入情感之后的专注表达自然会呈现不同的歌唱品质。但针对不同的受训者，仍然效果不一，毕竟言语的力量在艺术的表达过程中还是显得羸弱、浅薄。

二、现代舞与流行演唱

舞蹈治疗起源于现代舞。现代舞是 20 世纪初在西方兴起的一种与古典芭蕾相对立的舞蹈派别。其主要美学观点是反对古典芭蕾的因循守旧、脱离现实生活和单纯追求技巧的形式主义倾向，主张摆脱古典芭蕾舞过于僵化的动作程式的束缚，以合乎自然运动法则的舞蹈动作，自由地抒发人的真实情感，强调舞蹈艺术要反映现代社会生活。而现代舞的"自我表达"又为舞蹈治疗的自然发展奠定了基础。另一方面，现代舞对古典芭蕾的革新，恰好对应于流行演唱对传统唱法的革新。现代舞注重自由和真实，主张摆脱形式束缚，强调自然情感的抒发，几乎与流行演唱殊途同归。

更加相通的是，现代舞与流行演唱，具有身体的"功能性"和情感的"表达性"两个不可分割的方面。优秀的作品，往往是"功能性"和"表达性"的高度和谐统一。

在流行演唱中，"表达性"指的是"希望表达的情感、个性"；"功能性"指的是"唱法"，即"如何表达出这样的情感、个性"。"表达性"对于流行演唱是关键，却往往在训练中被忽视，而舞动治疗可以有效地整合两者。

从表达性层面来看，现代舞和流行演唱都在追求真实自然的表达。现代舞与演唱都是以表演者自然、真实的情感，通过身体或声音表达，激发观众的情感，达成审美的过程。演唱者在演唱中遇到的困难，很多时候不仅仅是演唱者的肌肉群发不出这样的声音，更有可能的是演唱者的某些心理议题阻碍发出这样的声音。在这种情况下，无法仅仅凭借训练唱法来改善。

从功能性层面来看，两者也有很多共通之处。首先，呼吸是流行唱法中很重要的部分，也是现代舞中非常看重的部分。其次，现代舞和流行演唱都会直接影响到身体内在和外在的变化。舞蹈不仅体现为身体的外部形态变化，同时也会有身体内部如呼吸的节奏和频率等方面的变化；声音主要是身体的内部变化，是由气息在腔体共鸣产生，涉及到一些关键肌肉群的控制，但由此引发的身体外部变化也同时在进行，如脸部表情的变化、身体的收缩和舒展、身体的摇摆等。

三、达尔克罗兹（Dalcroze）对音乐和舞蹈教育的创新

达尔克罗兹，奥地利人，是著名音乐教育家、作曲家、指挥家、舞蹈家，在绘画及诗词方面也有非凡成就。达尔克罗兹考虑到许多音乐系学生缺乏表现力，决定用身体动作来强调节奏感和音乐的创造性。

人的身体是人掌握的乐器，通过身体的运动将人类的情绪外化，转化为音乐，这是音乐的起源。音乐的本质是对情感的表现。对音乐理解的过程是对情感理解的过程，是审美体验的过程。

达尔克罗兹在教育实践基础上提出：音乐教育既不能成为单纯的技术训练，更不能是脱离理论与科学的传授；音乐是与身体运动紧密结合，以身体运动为基础的音响运动和情感运动的体验。而音乐节奏能力的获得，取决于生理

器官和心理过程的相互作用，以及两者的发展水平。因此，人的音乐能力是生理与心理方面的综合发展的体现。

达尔克罗兹研究发现：音乐中最强有力的要素是节奏运动，它与生命的关系最为紧密。如心跳以有规律的运动传导清晰的时间概念，呼吸以有规则的时间划分形成典型的律动。节奏最原始的形态存在于肌肉系统之中，对节奏的领悟依赖于肌肉系统的运动和听觉能力。节奏的形成完全依赖于运动呈现。所有的时间与能量的差别都通过身体实现。因此，敏锐的节奏感觉的培养依靠敏锐的身体感受的培养。

他还有一个重要的思想，在于他揭示出节奏教育更深层次的本质与意义。音乐与身体结合的节奏运动具有一种"人格的力量"。它是促进人们身心和谐的手段。由于生命本身就是节奏，音乐体现了生命节奏与精神节奏的统一，潜意识的直觉与有意识的理性达到的平衡，在融身体、音乐、情感为一体的教学过程中，不断促进感觉与思维的协调；与此同时，培养学生的注意力、控制力、迅速反应能力，尤其是想象力与创造力，通过音乐作用于人体，使人的精神潜能得到释放，节奏训练成为了培养健康心灵的有效途径。

有经验的教师应在教学过程中，将人体的自然节奏引入课程设计，引导学生自我体验，而非把僵死的教条或教师的经验强加给学生。艺术的本质是创造，人类的前进与发展依赖于创造，而创造性的奇想源自那些自信与自由的心灵。

然而，现实不能不使人扼腕：有些学生缺的不是技术，而是自信心和想象力，这使他们很少闪现光彩。现代表演理论认为，人的种种生命状态的表现，既是外部形体的，又是内部心理的。如果这种内外的一致性与和谐性遭到破坏，身体的真实感就将遭到破坏，开始出现做作的、程式化的、违反自然的习惯和表演手法，以及肌肉的紧张、心灵和形体上的痉挛等。值得一提的是，达尔克罗兹的研究，不仅推动了音乐教育，也推动了现代舞的发展。

第二节　舞蹈治疗应用于流行演唱训练

在笔者的实践中，舞动治疗有效地解决了一些运用传统训练方法很难突破的声音或情感表达问题，有时候他们很快就获得了关键性的领悟，这些领悟帮助他们在未来的职业生涯及生活中有效得获得改善。这些实践经验让我笃信舞动治疗在流行演唱训练中有着重要的价值。

舞动治疗同样基于身心一致性原理，注重生理器官与心理过程的相互作用，在流行演唱教学中，通过舞动治疗帮助演唱者发展身体和情感，整合被压抑或隐藏的人格，发出真实、自然的声音。

在实践中发现，舞动治疗中的"镜像""真实动作"等技法，可以拓展演唱者"唱法"和"情感"，帮助他们松开身体的"盔甲"，修通被卡住的情感，表达真实的自我。身体是联结歌唱和情感的桥梁。舞动治疗可以有效地帮助歌者通过身体扩展对声音的感知力。

案例一

我曾服务于一档音乐类节目，参与的嘉宾中有一部分不是职业歌者，过往的声乐受训经验为零。其中一位女嘉宾，在她的演艺生涯中似乎只短期接触过戏曲，对流行演唱基本没有概念，说话时的声音质感是弱中带着沙哑，喉部肌肉稍显紧张上提，多使用前置位置，开口浅，整个声音状态达不到语言表达的一般松弛度，而她当期的任务是模仿另一位与她年龄相仿的女性歌者的一首6/8拍的中慢板情歌。她声音条件本身偏薄，而且喜欢靠前使用，要想唱出模仿对象厚实温暖的女中音，需要找到靠后、回落胸腔的发声位置，这一个改善的任务需要很长时间，要解决她声音通道狭窄、上提的紧张感，用松弛的声音表现出歌曲本身的摇曳、松弛、甜蜜，陪伴的意境，没有一周的练习是非常困难的。

我认为歌唱是一个全身运动。舞动治疗可以帮助我们扩展身体感知，我试图让女嘉宾用身体去感知音乐，而非头脑，然后再用带着感知的身体去引导歌唱。

在对她的歌唱训练中，我运用了扩展身体感知的舞动方式。

我首先播放这首歌的伴奏（这是一首对她而言非常熟悉的歌），请她闭上眼睛。当关闭视觉通道，完全靠身体感知外界，在全然的专注下，身体所接收的信息大大敏锐于平常睁眼状态，并且在身体动作的过程中会与听觉所接收的信息进行更优质的交互。让她感受自己的身体在音乐中的律动，跟随音乐舞动；

我们十指指尖互相接触，这是我们整个身体的唯一接触点。我去跟随她的动作，在跟随的过程中觉察她的身体动作的方向、动作空间使用以及她的肌肉张力流节奏和内驱力等。在完全投入的跟随中对她的动作和身体形成立体的感受，这个过程我闭着眼睛，对方睁眼。这个过程中我感受到她的内驱力是束缚的，"停"的肌肉张力流节奏，动作范围较小。在全然跟随的过程中我们建立起较信任的关系。

接下来我睁开眼睛，邀请她闭眼跟随我。我在她的动作特质之上慢慢地向自由的内驱力和流动的节奏发展，并加入了轻柔的内驱力及扭的节奏，试图用身体体验和表达对这首情歌的感觉，在跟随我的过程中她的身体状态慢慢发生变化，束缚不动的颈部开始松弛臣服于肩膀的支持，并随着身体晃动头部，面部表情也松软，嘴角上扬……

之后我邀请她发出声音，"用声音跟随身体的感觉，试着哼唱这首歌"……"试着回忆你的爱人，在你们最甜蜜的日子，你会如何对他说话……"在这些引导下，她随着身体的动作渐渐唱出了最松弛、甜蜜、摇曳的声音状态。"请试着在这样的感受里再待一会儿，试着记住这种感受……"

整个过程持续了大约三十分钟，之后我为她从声乐的角度训练调整声音。由于基本已经从身体层面找到相对准确的乐感、作品中情感表达与自己相关的部分，这次的声乐训练顺利得出乎意料。我认为这是一次有效的身体感知扩展，帮助我们用了最短的时间最大程度的完成我们的声音状态调试工作。

案例二

有一位女歌手，她已经经过比赛，开始出唱片。她希望在训练中解决高音无力的问题。

一般来说，高音与浓烈的情感有关。通过与她的深入交流，我发现她在日常生活中不会表达浓烈的情感，这些情感被她压抑在身体中，"高音"对她来说，不仅是一个生理问题，而是一个心理过程。

我引导她通过呼吸来扫描身体，并问她："身体的哪个部位在呼唤你的关注？"慢慢地我看见她把手放在了自己的胸口。我继续引导她："把关注点放在胸口上，看看你有怎样的感受，……如果这个感受可以用一个颜色来形容，它会是什么颜色……她开始有一些感觉，并描述这个部位就像一个滚烫的太阳。

我继续引导她，如果这个滚烫的太阳会说话，它会对你说什么……试着用你的声音把它想说的表达出来……"

她刚开始有些迟疑，只能发出断断续续的短音，随着我不断镜像她的声音，给她支持和鼓励，她的声音越来越明朗，力量随之产生，最后终于爆发出了洪亮的高音。

案例三

一支女子乐队，有鼓手、键盘手、吉他手和贝斯手，平均年龄26岁，主唱由吉他手担任，她们的经纪公司希望这支乐队更具舞台表现力，希望其他成员都要加入到唱的部分。除了吉他手和年长一些的贝斯手有少量的歌唱概念之外，键盘手和鼓手的歌唱经验空白。总的来说，这四位都是学习演奏的乐手出身。我们的目标任务是通过身体感知促进表达的解放，辅助声音训练；加强团队的建设，以帮助整体的表达。

无论是乐手在同一支作品中的合作，还是这四位乐手即将开始的在歌唱上的配合，都依赖于她们听见自己的同时也要听见对方的能力，而这个"听"在我的理解中绝不只是听觉感官上对节奏、音乐等信息的获取，更为重要的是从心的深处听见自己和伙伴，用整个身体去"听"，前者对于这些经过多年训练的乐手而言已经形成一种趋渐成熟的能力，而我相信尝试从心的深处听见自己和伙伴则会促进前一种能力的发展和升华，并且使"听"见之后的表达发生质的转变。

在一次团体体验中，我采用了以下方式以促进她们彼此之间的支持。

我邀请成员用身体呈现一些独立完成起来有困难的动作，并在过程中体验独自完成这些动作的艰难。

然后团体分为两两A/B一组，每组A重现自己第一部分的困难动作，B则想办法提供自己认为合适的动作支持。我通过"……这是你需要的合适支持吗？"或者"觉察自己是否有未被看见的别的需要，试着用动作表达给对方……""你要如何才能观察到对方的需要……""如果得到伙伴合适的支持，和先前独自完成这些动作有什么不同的感受……"语言的引导帮助他们去探索和体验。

十五分钟之后结束并交换角色。

通过观察和小组反馈获知，成员们有的在完成自己动作的期间用清楚的身体语言表达自己的需要；有的跟随当下的感受，完全放弃之前的动作，尽情享受队友的支持；有的则显示出良好的觉察力，很快为队友的任务提供准确的支持；有的成员则在短暂无措之后，从队友的身体指令中了解并尝试支持对方。

回到四人小组，她们被邀请围成圈，回到第一部分的属于自己的困难动作，同时试着完成另外两个任务，即想办法支持自己身旁的队友，同时也获得和运用队友的支持。

一开始，四人团体一片混乱，歪七倒八，四位成员狼狈不堪。"……感受一下此时的身体，如何才能既获得支持又给予支持……"，有人的身体扭曲得厉害，她们自己也忍不住笑出声来。"你有想过调整吗？你的中心还在吗？无论你正在完成什么任务，在不自在的情形下可以维持多久呢……"在流动和轻柔的音乐中，团体成员经过多次尝试逐渐找到自己的中心，有的依然完成着自己最早的困难动作，有的则在原来的基础上稍作调整。但无论是哪种情况，她们逐渐平稳下来，借助别人力量的同时能够给予支持，并且表达自己。她们感受着彼此的身体，细微到呼吸，在形成一个独特的集体雕塑的那一刻，团体呈现出高度一致的频率。

这个练习的目的，是邀请成员从身体层面感受自己和队友的表达，体会个体的独立性以及共同融入性。这与合奏、合唱的存在方式有着很大的共通性。

活动结束后的分享反馈，她们的表达也深深打动着我"我从来不知道我们可以这样支持彼此……""独自一人撑着真难……""我把自己完全交给她，完全信任她的感觉真好""她一开始真的很无措，完全不能帮到我，后来有一阵子我觉得她好像是我整个形态的一部分……"

紧接着下一节团体课我开始了她们的合唱训练，我有过两人对唱的训练体验，也涉及齐唱、轮唱、和声，那是一个反复练习的冗长过程，找到自己的音高节奏的同时要准确地感知对方的音高节奏，在融合的同时也要清楚地表达自己。上一节课她们通过体验迅速找到彼此深层次的团队默契。第二次见面中首先集体五分钟冥想，在我的指导语中每个人依三个部分回顾了自己上一节课的体验，这五分钟其实是唤起身体记忆的过程。然后开始合成，我根据个人歌唱程度的不一，分配好不同的任务，然后让他们花一些时间各自掌握自己唱的部分，令我期待的合唱时间到来了。

过程中我并不指正和强调错误（当然，只要有人出错，在合唱中完全无处可藏），只在重新开始时不断提醒她们如何全身心地去"听"自己，"听"他人，在这个过程中，训练超乎预期的顺利。

集体的动作感知和信任练习促使她们稳定了自己声音的表达，听见其他人的音高节奏更重要的是她们学会了用身体、意识全面的感知环境，具有临在感，能感受到其他人声音中的情感、强弱变化，并随之在需要的时候调整自己的声音动态，这是在短时间内唱出美妙合唱的重要原因。借助团体的力量支持个人的表现，又能经由这种与自己和团体高质量的联结而呈现更高水准的合作音乐表演。依循这个方法，她们之后的合唱训练及在乐队自己原创作品中的合唱尝试顺利开展。

案例四

某女鼓手，来训练的原因是她恐惧唱歌。我们的训练从一个地板上有倚靠最舒服的坐姿和一段短暂的冥想开始。开始之前我请她在所有练习中尽量放下评价，只管尝试。身体扫描结束后，我邀请她回忆最近的一次令她欢喜的体验……笑容慢慢开放在嘴角，"找到那个记忆中的画面并去感受，跟那个感受在一起……试着发出一些与那个感受相关的声音……放下评价，尽力尝试……"她迟疑着，开始尝试，慢慢发出很低的喉部的咕咕声，不是气泡音；"跟那个感受保持联结，继续尝试……"接着是一些低音区，气和声音掺杂的某种声音动态。此时我觉察到她需要鼓励；于是我说："慢慢地我会加入你，但请跟你的感受保持在一起。"我开始试着镜像她的声音，我渐渐在还原的基础上把她的声音动态刻画得更清楚，她的声音开始发生变化……出现清楚的短音……"非常棒，继续……你看见了什么吗？试着用声音告诉我……然后继续跟在她的声音后面试着镜像她的声音，只要不是异常模糊的声音动态，我都不做改动或加强。突然，一个短高音，大概在 C2 位置！像一声鸟叫，我在心里偷偷笑了。

"试着加上你熟悉的节奏，继续表达……"从中音到次高音域，声音越来越密，动态变化越来越多，有一些无法用文字语言描述的声音，听上去像某种交谈，有时候又明亮的像有一群鸟儿在吱喳，她的肢体从一开始的挺直脊椎，伸直双腿，低头……慢慢曲起一条腿，抬头露出脸部，随着声音的变化扬眉，皱眉，噘嘴，流露出多种表情，看上去很自在投入……

我告诉她刚才在过程中好像有几个人在说话，像一群叽叽喳喳的小鸟……有时候又像是只有一个人，一个声音……她惊讶至极地瞪大眼睛看着我，笑着惊呼："老师，我的回忆就是一次让我怀念的闺蜜聚会，她们很吵，也很可爱，我常一个人在旁边酷酷地陪着她们，也很爱她们！"她陷入一种无法置信的惊讶中，"看，声音的作用就是用来表达，今天你做了一个再清楚不过的表达。歌唱不过就如此，不同的只是把声音放在了与情感相应的被设置的高度、速度和强度中……"她跟我就一些细节进行分享和反馈，她说："我开始真的觉得很困难，不知道怎么才是对的，而且怎么都难听，奇怪，直到您跟我一起唱，一开始也怪怪的，慢慢地觉得越来越自然，舒服，越来越大胆。"

简单说来这是一个声音镜像的过程，我们沿用了这个方法，就她的"一个人酷酷的"和"很爱她们"展开了尝试，那里有很多低吟、轻柔的长音，那里有关于孤独和爱……

案例五

未满 30 岁的女歌手，身型娇小但嗓音高亢、嘹亮，颇有山野芳草之新鲜明亮，但其音色中又有低沉沙哑的频率，层次极其丰富，她没有受过专业声乐训练却有歌唱天赋，易感，也易表达。由音乐竞技类节目被观众熟知，因为那时年幼，表达简单，声音条件又好，所以后来的很长一段时间都被椓锁在新民歌的演唱和音乐类型中。

她找到我时已经大了好几岁，变得成熟、有更多感悟、更开放、更愿意探索改变。但苦于尚未厘清方向，所以带着要重新建构"技术"的诉求来找我，并带来一些她欣赏的女歌手的作品，告诉我说"我想唱成这样"或者"我想学这个技术"。我坚信技术是训练的一部分，而探索自己未知的可能性亦很重要。我邀请她打开一些，保持好奇去探索自己。

在后来的过程中我们将训练内容划分为两部分。一部分是 1.5 小时传统的声音训练，另一部分是 1 个小时的舞动辅助声音探索和作品分析。通过舞动探索，一部分问题得到很好的解决，一部分问题采用声音训练的方法得到解决（比如转音等）。

当她再次以高甚至中高音区往鼻腔挂的时候（那是她唱山歌唱出来的习惯），我邀请她用动作表现强力、夯实的感觉，然后我镜像她，并配以中低音的练声区，在这样的身体带动及音区限制下，她的声音从鼻腔退落，音色由高窄变宽厚有力，然后我邀请她镜像我。在舞动治疗中，来访者和治疗师身上的不同特质对彼此而言会呈现出新的可能性。而治疗师依据个体的发展需要引入新特质的动作本身就是有效的干预。我以她的动作特质开始，并让她镜像我，慢慢地我在她原有的动作特质上从高强度往低强度，从束缚往自由，从强力往轻柔过渡，练声曲则由低向高转调，并随着身体的变化调整速度。在这样的缓慢进程中，她的声音最长时间地离开了鼻腔，那是她的安全领域，也恰恰是限制阻碍她的习惯性使用腔体的方式。

　　她挑选的示范作品有一首叫《如果云知道》，她的演唱特点与这首歌的特点有着很大的差异。声音部分我给她关于气声的练习，她很快就能掌握，却很难运用。举例子，一个习惯了劈柴的人，刺绣可能就成了一项需要一些时间才能适应的活动了，这里面有动作特质的影响因素，一个人的动作特质越丰富、平衡，越能应对不同的生活情景需要。对歌唱而言也是如此，嗓音动态和表达方式越多即越能更好地为全面表达情感服务。舞动治疗认为动作中的内在意义指向个体的情感经验及模式，所以我一面训练这位女歌手的声音，一面开始尝试让她的声音与她的各种情感面向发生联系。

　　在一次聚焦身体的练习中，她与她意象中的一位小女孩相遇。小女孩一个人站在一个空旷的游乐场，我邀请她试着用声音跟这个女孩交流，她用到了平常在她的歌唱中很少使用到的中低音区。我专注地跟她保持联结，在她的一句一句的诉说中我试着用我的声音回应她。氛围非常忧伤，"小女孩还在吗？你还想跟她说些什么？"我时而回应她，时而用言语提示她。慢慢地她的音域变化至中高音区，声音飘忽起来，和一开始的忧伤不同，好像在温暖的嘱托着什么。也就是这个阶段，她出现了好几次气声。我和助教迅速固定一句旋律，在她由聚焦引发的整个声音表达结束之后，立即就这一句由她的声音、节奏发展出来的旋律进行练习，以加深歌唱的肌肉记忆。

　　练习结束之后我们分享，她说那个小女孩是小时候孤独的自己。我跟她核实，气声出现时的意象，她说她正摸着小女孩的脸告诉她：要勇敢，一切都会好的……这一小段文字看似与舞动没有太大关系，但也是借由身体而产生的意象和触发的情感。在后来的课堂上，我们常这样用声音共舞。那些舞蹈或欢快，或嘹远，或静谧，不仅常令我动容，更重要的是深深触动着歌者自己。很多时候我们开始尝试，到最后都发现了声音的其他可能性，发现了属于她自己的情感故事，甚至就在歌唱的过程中得到疗愈。而那个本来存在的问题，有时候得到解决，有时候干脆就被遗忘了似的显得无足轻重。最令我们兴奋的一件事情是这位非创作型歌手开始在课堂上哼唱出与当时情绪感觉相关的旋律，而且越来越完整。

　　在最后一次课上，我们开始了声音描述的练习：声音描述的过程包括描述者和动作者两个角色。动作和描述同步进行，一般情况下歌者是"描述者"的角色，可根据情况轮流交换角色。

　　"动作者"觉察当下身体的感觉、情绪、意象，并借由动作表达出来。

"描述者"像一个观察者，用声音"描述"其所观察到的动作，或"描述"由"动作者"的动作引发的感受和情感体验。

"动作者"在开始时完全由自我的感受出发产生动作。当"动作者"发现"描述者"的声音已经由描述动作转而描述由动作引发的自我感受时，"动作者"可以选择停止动作。

之后我们会探索和分享"描述者"在描述过程中声音的元素和内容。通常两三轮训练之后，歌者对于动作本身的描述已经变得较为容易，这个练习主要作用在于探索和激发歌者声音使用的多种可能性，会出现较多平时没有或很少出现的音色、声音位置，同时也是对声音使用的一种解放练习，在整个过程中没有对声音好坏的评价。

而当"描述者"开始触及情感表达的时候则是训练的关键环节。比如我作为"动作者"用"咬"的节奏拍女歌手的手，慢慢过渡到"吸"的节奏，轻抚她的手。一开始她只是用声音描述那个拍打，发出与之相应的"啪啪"声，慢慢地声音在中音区转为长音的哼鸣，节奏发展为二拍。她闭上眼睛继续随着我的轻抚哼鸣，但如果长时间保持哼鸣的单一动态会让我们的声音训练陷入单一的模式之中。我开始选择性的回应她的旋律，有时同声部，有时是和弦内的其他音高，但声音色彩强度基本保持一致。我慢慢地停止轻抚，"继续和你的感受在一起……继续表达……"，助教的钢伴已经渐渐在她的旋律中固定出几个和弦，跟随着她的节奏，"继续用声音表达，同时观照身体，看是否可以发展出一些动作……"盘坐在地上的她头部有轻微晃动，过了一会儿，被我轻抚过的那只右手轻轻动了一下，接下来食指跳动……弯曲。在食指的带领下，整只手轻柔而自由的翻转和飞舞起来，在这个过程中她原来的哼鸣也开始变化，"wu……hu……"一些圆音出现，随着手的位置由低到高，随着手肘，手臂的加入，一些开口音也随即出现。这只手像在空中翻飞游走的鸟儿，拖着长长的尾翼，又像一股在平缓的山涧流动的清泉。那些长音缥缈、空灵、悠远而轻柔，不再用力，只是自然呈现……而我也跟随她在高音区以轻柔蜿蜒的长音回应或镜像她……当时的旋律被我们记录下来，并鼓励她发展成一首作品……。结束后的分享中她提到当时的意象："你的声音从很高的地方飘来，我抬头看，那里有一扇门，我试着要不要去推开……"

我邀请她回家后把今天的感受画出来。然后我们总结了这一阶段的学习，她笑着回忆自己当初对技术的迷惑，说："原来发现和找到自己是这么的重要而且有趣……我对歌唱有了很不一样的理解……"。当她把画的照片发来时，她说她的朋友看见画的第一瞬间脱口而出"重生之门"四个字，我很惊讶并且很惊喜。

在这幅画里我仿佛看到了枯萎、神秘、光、力量……我真的希望枯萎死亡的是那些为了得到认同而背负的看似绚丽的盔甲，或者就是那颗想要得到认同的慌张的心……一切美好、动人的其实就是那个本初真实的自己。我们一起完成的只是找寻、看见"自己"，再从"自己"之处重新出发……

课程结束后的她，歌唱的技巧和表达都获得了不同程度的拓展，我觉得最重要的是她看见了自己，一个有了一些变化和更多可能性的自己。

参考文献

［1］ Adler J. Who is the witness? A description of authentic movement［M］// Pallaro P. Authentic movement: moving the body, moving the self, being moved.london: Jessica Kingsley Publishers Ltd, 2006.

［2］ Abrams, J. Reclaiming the inner child［J］. J P Tarcher, 1990.

［3］ Abrams J. The collective body［M］// Pallaro P. Authentic movement: moving the body, moving the self, being moved. london: Jessica Kingsley Publishers Ltd, 2006.

［4］ Amighi, J. K. The meaning of movement: Developmental and clinical perspectives of the Kestenberg Movement Profile［M］.london: Brunner–Routledge,1999.

［5］ Benton. "Scripting" the inner child in adult children of alcoholics: an approach for rehearsing recovery［J］. Adult Children,1990.

［6］ Berne, E.Games people play: The psychology of human relationships［J］. Journal of Music Therapy,1968.

［7］ Bordan T. The Inner child and Other Conceptualizations of John Bradshaw［J］. Journal of Mental Health Counseling, 1994.

［8］ Bradshaw J. Bradshaw On: The Family: A New Way of Creating Solid Self–Esteem. HCI［M］. Health Communications,Inc. ,1990.

［9］ Bradshaw J. Homecoming: Reclaiming and Championing Your Inner Child［M］. London:Piatkus Books,1992.

［10］ Bradshaw J. Creating Love: The Next Great Stage of Growth［M］. Bantam USA,1994.

［11］ Brown D. Career choice and development［M］. Linda published by Jossey–Bass Inc.,U.S., 1990.

［12］ Cameron. Creative ritual Bridge between mastery and meaning［J］. Pastoral Psychology, 1991.

［13］ Capacchione L. Recovery of Your Inner Child: The Highly Acclaimed Method for Liberating

Your Inner Self [M] . Simon & Schuster Ltd,1991.

［14］ Chace M. Dance as an adjunctive therapy with hospitalized patients [J]，Bull Menninger Clin, 1953.

［15］ Chaiklin, & A.Lohn. Foundations of dance/movement therapy: The life and work of Marian Chance [M] . Arts in Psychotherapy，1995.

［16］ Chaiklin, S & Schmais, C. The Chace approach to dance therapy [J] . P.L.Bernstein (ed.)，1979.

［17］ Chaiklin, S. Dance therapy [J] . American handbook of psychiatry，ed.S.Arieti，1975,(5) .

［18］ Chodorow J. Dance therapy & depth psychology [M] . Routledge, 1991.

［19］ Chodorow, J. Dance Therapy & Depth Psychology: The moving Imagination [M] . Springer.1991.

［20］ Dell, C. A Primer for Movement Description [J] . Wiley on behalf of The American Society for Aesthetics,1971.

［21］ Devapath. The power of Breath [M] . Perfect Publishers， 2010.

［22］ Dusenbury L, Falco M, Lake A.Brannigan, R.，Bosworth K. Nine Critical Elements of Promising Violence Prevention Programs [J] . Journal of School Health, 1997.

［23］ Espenak, L. Dance therapy: Theory and application [J] . Psyccritiques,1981.

［24］ Fernandes, C. The Moving Researcher [M] . HÄFTAD Engelska,2015.

［25］ Fran J. Levy. Dance movement therapy: A healing art [J] . The Am in Psychotherapy,1988.

［26］ Frantz G. An approach to the center: an interview with Mary Whitehouse [M] // PALLARO P. Authentic movement: moving the body, moving the self, being moved. Jessica Kingsley Publishers Ltd, 2006.

［27］ Freud, S. The Ego and the Id [J] . American Journal of Psychiatry,1923.

［28］ Guyer. The treatment of incest offenders: A hypnotic approach: A brief communication [J] . International Journal of Clinical & Experimental Hypnosis, 1995.

［29］ Hackney, P. Making Connections : Total Body Integration through Bartenieff Fundamentals [M] . HÄFTAD Engelska,1998.

［30］ Helen Payne. Dance movement therapy: theory and practice [M] . location London,1992.

［31］ Hervey L.，Kornblum R. An evaluation of Kornblum's body-based violence prevention curriculum for children [J] . American Journal of Dance Therapy, 2006.

［32］ Kestenberg .J.S. The flow of empathy and trust between mother and child [M] . // E.J. Anthony,G.H. Pollock (Eds.) .Parental influence in health and disease. Little, Brown and Co.,1985.

［33］ Kestenberg, A. et al. The meaning of movement: Developmental and clinical perspectives of the Kestenberg Movement Profile [J] .Indonesian Mathematical Society Journal on Mathematics Education,1999.

［34］ Kestenberg L.S, Sossin K.M. The role of movement patterns in development [M] . Dance

Notation Bureau Press,1979.

［35］ Kiley，D.The Peter Pan syndrome：men who have never grown up ［J］. Dodd Mead, 1983.

［36］ Kornblum，R. Movement Therapy in the Schools Work with Emotionally Disturbed or Learning Disabled Children ［D］. University of Wiscosin Madison,1980.

［37］ Kornblum，R. Disarming the playground——Violence prevention through movement & pro-social Skills ［J］. Oklahoma City,2002.

［38］ Koshland，L.，& Wittaker，J. W. B. PEACE Through Dance/Movement：Evaluating a Violence Prevention Program ［J］. American Journal of Dance Therapy, 2004, 26（2）.

［39］ Laban，R.，Lawrence，F.C. Effort：Economy in body movement ［J］.Plays,1974.

［40］ Leventhal,M.B. Eight theoretical principles；particularly as they relate to non-verbal communication and expressive movement ［R］. 2013.

［41］ Leventhal，M.B. Transformation and Healing Trough Dance Therapy：The Challenge and Imperative of Holding the Vision ［R］. 2008.

［42］ Lumsden，M.Breaking the cycle of violence：Three zones of social reconstruction ［J］. //In H. - W.Jeong（Ed.）. Conflict resolution：Dynamics，process and structure,Aldershot：Ashgate,1999.

［43］ Mcgough，E. Center for Humanistic Studies ［J］. MA Degree,1991.

［44］ Missildine，W. H. Your inner child of the past ［M］. New York：Simon & Schster,1963.

［45］ Pallaro P. Authentic movement：moving the body，moving the self，being moved ［M］. Jessica Kingsley Publishers Ltd, 2006.

［46］ Parks，P. Rescuing the inner child ［M］. Souvenir Press, 2011.

［47］ Picucci，M. Planning an experiential weekend workshop for lesbians and gay males in recovery, Special Issue: Lesbians and gay men：Chemical dependency treatment issues ［J］. Journal of Chemical Dependency Treatment，1992.

［48］ S.Sandel，S.Chaiklin，&A，Lohn，（Eds）. Foundations of Dance/Movement Therapy：The Life of Marian Chace ［J］. Arts in Psychotherapy,2014，41（5）.

［49］ Schmais，C. Dance therapy in perspective.Dance therapy：Focus on dance VII ［M］. ed.K.Mason, 1974.

［50］ Schoop，T.Won't you join the dance? Palo Alto ［M］. National Press Books,1974.

［51］ Sherman F. Conversation with Mary Whitehouse ［M］// PALLARO P. Authentic movement：moving the body，moving the self，being moved. Jessica Kingsley Publishers Ltd, 2006.

［52］ Swain B. H. The uses of imagery in inner child work ［D］. MA Degree Dissertation：Prescott College,1995.

［53］ Tortora，S. The Dancing Dialogue：Using the Communicative Power of Movement with Young Children ［M］.Redleaf Press,2006.

［54］ Watts，A. Psychotherapy East and West ［M］. World of Books Ltd, 1973.

［55］ White，E. Q. Laban's Movement Theories：A Dance/Movement Therapist's Perspective ［M］

//Chaiklin, Wengrower.The Art and Science Dance/Movement Therapy.2009.

［56］ Chaiklin.The Art and Science of Dance-Movement Therapy: Life Is to Dance［J］. Journal of Nervous & Mental Disease,2009.

［57］ Whitehouse M S. Creative expression in physical movement is language without words［M］// Pallaro P. Authentic movement: moving the body, moving the self, being moved. Jessica Kingsley Publishers Ltd, 2006.

［58］ Whitfield C. Healing the Child Within: Discovery and Recovery for Adult Children of Dysfunctional Families［J］. Health Communications, Inc,1987.

［60］ ［美］安·哈钦森·盖斯特著.拉班记谱法：动作分析与记录系统［M］.罗秉钰，译.北京：中国对外翻译出版有限公司，2013.

［61］ ［美］弗兰·丽芙.舞蹈动作治疗——疗愈的艺术［M］.蔡佩珊，周宇，等译.北京：亿派国际出版公司，2014.

［62］ 国家体育总局健身气功管理中心编.健身气功·五禽戏［M］.北京：人民体育出版社，2003.

［63］ ［瑞典］欧嘉瑞，等.人际沟通分析——TA治疗的理论与实务［M］.黄佩瑛，译.成都：四川大学出版社，2006.

［64］ 季张颖."校园暴力"触目惊心之痛谁来承受？［N］.//http：//www.spcsc.sh.cn/n1939/n2952/n2966/u1ai126676.html.

［65］ 蒋韬.导读荣格［M］.台北：立绪文化,1997.

［66］ 李微笑.舞动治疗的缘起［M］.北京：中国轻工业出版社，2014.

［67］ 李宗芹.与心共舞——舞蹈治疗的理论与实务［M］.台北：张老师文化事业股份有限公司，1996.

［68］ 林幸台,生计辅导的理论与实施［M］,台北：五南书局，1990.

［69］ 彭怀恩,生涯规划的迷思与再思［N］.青年辅导年报.台北：青年辅导委员会，1994.

［70］ 平心主编、张雯、朱晓峰.舞蹈治疗心理学［M］.北京：高等教育出版社，2015.

［71］ 孙广和.内在孩童篇.生命原点——一个治疗师与身心灵的亲密对话［M］.香港：明科出版社，2008.

［72］ 孙广和.内观艺术整合——一种以正念觉察及以人为中心的情绪健康整合模式［D］.2014两岸四地学生辅导研讨会论文集，2014.

［73］ 孙广仁，郑洪新.中医基础理论［M］.北京：中国中医药出版社,2012.

［74］ 孙亚斌，王锦琰，罗非.共情中的具身模拟现象与神经机制［J］.中国临床心理学杂志，2014.

［75］ 徐颀，赵妍，顾丽.舞动治疗对舞蹈表演的促进作用研究报告［R］.2012.

［76］ 杨明磊.内在小孩治疗法［J］.谘商与辅导,2002.

［77］ 杨益琴.美国中小学校园暴力预防研究［D］.西南大学，2010.

［78］ 姚建龙.校园暴力：一个概念的界定［J］.中国青年政治学院学报，2008.

［79］ 张雯，刘视湘.艺术心理辅导实务［M］.北京：首都师范大学出版社，2015.

［80］ 张雯. 舞动身心——东方文化背景下的舞动心理治疗［M］. 呼和浩特：内蒙古人民出版社，2010.

［81］ ［美］珍娜·爱德乐. 真实动作——唤醒觉醒身体［M］. 李宗芹，林奕秀，林玉华，译. 台北：心灵工坊文化，2013.

［82］ 庄周. 庄子全译［M］. 张耿光，译注. 贵阳：贵州人民出版社，1991.

［83］ ［美］Cathy A. Malchiodi. 艺术治疗－心理专业者实务手册［M］. 陆雅青，等译. 台北：学富文化事业有限公司，2008.

［84］ ［美］弗兰·丽芙. 舞蹈动作治疗——疗愈的艺术［M］. 蔡佩珊，周宇，等译. 北京：亿派国际出版公司，2004.

［85］ ［美］朱瑟琳·乔塞尔森. 我和你：人际关系的解析［M］. 北京：机械工业出版社，2016.

［86］ ［英］Bonnie Meekums. 舞动治疗［M］. 肖颖，等译. 北京：中国轻工业出版社，2009.

［87］ ［美］班杜拉. 自我效能：控制的实施［M］. 缪小春，译. 上海：华东师大出版社，2003.

后 记

舞动是爱，是美，是春天，是慢慢寒夜里的灯光，是清晨的第一缕暖阳……

然而写作的痛苦在于，无论你如何努力，总觉生硬而贫乏的文字，难以再现舞动那爱与美的交融所带给人们的心灵的温润与滋养……因此要感谢本书的写作团队，努力去记录这曼妙与美好的时刻。

本书的写作分工如下：

第一章由李伟（中国人民公安大学犯罪学学院副教授、中德舞动®治疗师）、权江红（外交学院心理中心讲师、中德舞动®治疗师）、雷扬（心理学博士、参加中德舞动治疗三阶培训）执笔；第二章由彭紫焱（德国认证注册舞动治疗师、中德舞动®治疗师）、顾丽（北京舞蹈学院心理中心副教授、德国认证注册舞动治疗师、中德舞动®治疗师）、李柯（北京工业大学心理中心讲师、中德舞动®治疗师）执笔；第三章由杨开（香港中文大学心理咨询与心理治疗方向硕士、参加中德舞动治疗三阶培训）执笔；第四章由岳平（中德舞动®治疗师）、屠彬（斯坦福大学教育学院教育学硕士、中德舞动®治疗师）执笔；第五章由徐青林（北京物资学院心理中心讲师、中德舞动®治疗师、注册心理师）执笔；第六章由阎博（清华大学学生心理发展指导中心讲师、博士、中德舞动®治疗师）、Rena Kornblum（威斯康辛麦迪逊大学高级讲师、麦迪逊舞动治疗项目负责人）执笔；第七章由孙广和（德国认证注册舞动治疗师、中德舞动®治疗师）执笔；第八章由左明华（BCC全球生涯教练、中德舞动®治疗师）执笔；第九章由赵妍（北京舞蹈学院人文学院副教授、参加中德舞动治疗三阶培训）、周玟汐（博士在读，北京爱舞者科技有限公司董事长、参加亿派美国舞动治疗师系统培训）执笔；第十章由魏雪漫（参加中德舞动治疗三阶培训、歌手）执笔。

感谢本书庞大的写作团队，大家不厌其烦的修改书稿，只为呈现最真实的舞动过程。感谢彭静女士，一起统稿和修订的过程，温馨而美好！

感谢促进本书经验产生的来访者和参与者，正是他们的信任与敞开，才让这些舞动治疗师们有机会参与他们的生命历程，进而产生治疗的经验与洞见。感谢培养这些舞动治疗师的欧美卓越舞动治疗师们，以及将她们介绍引入国内的李微笑博士。

最后要感谢本书的优秀责编赵军先生，他善于激励，每次与他沟通，总能让人感受到新的希望与动力，这也是促使本书完成的重要原因。感谢本书写作团队的所有家人以及支持本书完成的所有朋友，正是你们的无私付出，才使写作画上圆满的句号。

不足之处，敬请广大读者批评指正。